**Sabrina Dietrich**

# Die Angst vor dem Scheintod

## Eine Äußerungsform der Todesangst um 1800

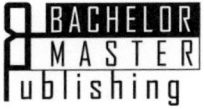

**Dietrich, Sabrina: Die Angst vor dem Scheintod: Eine Äußerungsform der Todesangst um 1800. Hamburg, Bachelor + Master Publishing 2015**
Originaltitel der Abschlussarbeit: Die Angst vor dem Scheintod: Eine Äußerungsform der Todesangst um 1800

Buch-ISBN: 978-3-95820-267-2
PDF-eBook-ISBN: 978-3-95820-767-7
Druck/Herstellung: Bachelor + Master Publishing, Hamburg, 2015
Covermotiv: © Kobes · Fotolia.com
Zugl. Humboldt-Universität zu Berlin, Berlin, Deutschland, Bachelorarbeit, März 2014

**Bibliografische Information der Deutschen Nationalbibliothek:**
Die Deutsche Nationalbibliothek verzeichnet diese Publikation in der Deutschen Nationalbibliografie; detaillierte bibliografische Daten sind im Internet über http://dnb.d-nb.de abrufbar.

© Bachelor + Master Publishing, Imprint der Diplomica Verlag GmbH
Hermannstal 119k, 22119 Hamburg
http://www.diplomica-verlag.de, Hamburg 2015
Printed in Germany

# INHALTSVERZEICHNIS

# EINLEITUNG

Als um die Mitte des 14. Jahrhunderts in Köln eine besonders schwere Pestepidemie wütet, wird eine Frau aus einer Patrizierfamilie, ein vermeintliches Pestopfer, mit großem Pomp von ihrem Gatten beerdigt. Der an ihrem Finger belassene wertvolle Goldring verführt die Totengräber kurz darauf, ihren Sarg in der Nacht wieder auszugraben. Doch als sie den Deckel aufbrechen, richtet sich die tot Geglaubte im Sarg auf und die Grabräuber ergreifen die Flucht. Dank der Laterne der Totengräber findet sie den Weg Heim zu ihrem bestürzten Gatten, dem sie in den Jahren nach ihrer Rettung sogar noch drei Söhne gebärt, die alle in den Stand der Geistlichen eintreten.[1]

Ein weiterer - und unlängst sehr berühmter - Fall vom Scheintod ereilt eine junge Frau, ebenfalls aus Deutschland. Aus niederen Beweggründen trachtet ihr ein Familienmitglied nach dem Leben, versucht sie zu ersticken und zu vergiften. Beide Male kann die Frau noch gerettet werden, beim dritten und letzten Mordanschlag jedoch scheint jede Hilfe vergebens und eine Bestattung wird anberaumt. Ein glücklicher Zufall führt dazu, dass sie beim Transport in ihrem Sarg wieder zum Leben erwacht. Nach ihrer Tortur heiratet sie und lebt noch ein langes, glückliches Leben. Zeit und Ort sind nicht eindeutig rekonstruierbar, aber der Name der jungen Frau ist sicher überliefert: Schneewittchen.[2]

Diese Beispiele zeigen, dass wahrscheinlich jedem unserer Zeitgenossen eine Geschichte über den Scheintod bekannt ist, vor allem dank der Gebrüder Grimm. Aber auch die Legende von der Frau mit dem Ring erfreut sich großer Popularität und tritt als Motiv in unzähligen Berichten über Scheintod und Lebendigbegrabensein wieder auf. Die Faszination an diesem Thema begleitet den Menschen schon tausende Jahre, so findet der dänische Medizinhistoriker Jan Bondeson das Motiv der vorzeitig Begrabenen bereits in der griechischen Antike bei Chariton aus Aphrodisias.[3] In seiner Erzählung von "Chaireas und Kallirrhoë", die vor das 2. Jahrhundert n. Chr. datiert wird, scheint Chaireas seine Gemahlin Kallirrhoë mit einem heftigen Magentritt zu töten und bestattet sie umgehend in einer Gruft. Unglücklicherweise erwacht diese wieder in ihrem einsamen Grab und wird später von Piraten, die die Gruft plündern, als Sklavin verkauft. Es gibt unzählige weitere Berichte über Menschen, die lebendig begraben wurden, verteilt über die letzten 2500 Jahre. Bedeutet dies aber auch, dass die Menschheit von Anbeginn an von der Angst vor dem Scheintod getrieben wird? Heinz Schott, Medizinhistoriker, fasst in seinem Artikel "Der Leichnam in medizinhistorischer Sicht" zusammen, kaum ein Phänomen, das mit Sterben und Tod zusammenhänge, habe je so große Aufmerksamkeit auf sich gezogen wie der Scheintod, zeitweise wäre das Ausschlie-

---

[1] Jan Bondeson: *Lebendig begraben - Geschichte einer Urangst*. Hoffmann und Campe Verlag, Hamburg 2002. S. 40ff.
[2] vgl. Brüder Grimm: *Kinder- und Hausmärchen*. Philipp Reclam jun. GmbH & Co. KG, Stuttgart 1980/ 2010. S. 258ff.
[3] Bondeson: *Lebendig begraben*, S. 22f.

ßen eines Scheintodes das grundlegendere Motiv als die mögliche Feststellung eines gewaltsamen Todes gewesen.[4] Er spricht damit die Zeit um 1800 in Deutschland an, in der sich eine wahre Hysterie um das Thema Scheintod und vorzeitige Bestattung entwickelt und ein Randphänomen in das Zentrum des öffentlichen Interesses katapultiert. Zwischen 1740 und 1880 vermehrt sich die Anzahl der Bücher und medizinischen Aufsätze über Scheintod und vorzeitiges Begräbnis in Deutschland explosionsartig.[5] Damit bietet sich dieser Arbeit eine enorme Menge an Primärquellen, es wird jedoch nur mit wenigen ausgewählten Schriften gearbeitet, vor allem mit denen der deutschen Ärzte Johann Peter Frank (1745 - 1821) und Christoph Wilhelm Hufeland (1762 - 1836), bedeutende Autoritäten der Medizin ihrer Zeit, die auch heute noch ein hohes Ansehen genießen.

Der Übergang vom Leben zum Tod erregt jedoch nicht erst und nicht nur im 18. Jahrhundert die Aufmerksamkeit der Zeitgenossen. Wie kommt es also, dass die Frage nach Sterben, Tod und dem Dazwischen sowie die damit einhergehende Beschäftigung mit eindeutigen - oder eben keinesfalls so eindeutigen - Todeszeichen so einträglich Einzug in das alltägliche Leben der Menschen findet? Geschieht dies gar aufgrund eines übereilt handelnden Bestattungswesens zur Zeit der Aufklärung? Die Scheintodthematik, die mit der Medizin der Aufklärung gegen Ende des 18. Jahrhunderts die Welt der Volksgeschichten zu verlassen scheint und zu einer Scheintod*problematik* wird, ist lange schon im Interesse der gegenwärtigen Wissenschaft und es finden sich unterschiedliche Erklärungsmodelle. Der Forschungsstand kann grob in zwei Positionen zusammengefasst werden:

I. Die Scheintoddebatte ist Ausdruck einer schon immer bestehenden menschlichen Angst, die nur einen "Popularisator"[6] benötigte, beziehungsweise eine verdeckte Todesangst, und

II. sie ist keine existente Grundangst, sondern nur eine soziokulturelle Reaktion auf ein radikal neues Verständnis des Todes, verbunden mit den Professionalisierungsbestrebungen der Ärzte.

Den Quellenkorpus dieser Arbeit bildet Sekundärliteratur, die das Thema Scheintod medizinisch-wissenschaftlich reflektiert und aufgrund ihrer Anschlussmöglichkeit zu den in der Arbeit vorliegenden Fragestellungen, aber auch der sich differierenden Ergebnisse der Forschung zum Thema - nämlich der oben vorgenommen Zweiteilung, und zuletzt ihrer fortlaufenden Rezeption in nachfolgenden Werken zum Thema ausgewählt wurde. Im Konkreten sind dies hauptsächlich: Der Mediziner Martin Patak (1967), der die Angst vor dem Scheintod ideengeschichtlich interpretiert und die Ansicht vertritt, dass die Angst lange bekannt war,

---

[4] Heinz Schott: *Der Leichnam in medizinhistorischer Sicht.* in: *Tod und toter Körper: Der Umgang mit dem Tod und der menschlichen Leiche am Beispiel der klinischen Obduktion*; Hrsg.: Dominik Groß. Kassel Univ. Press, Kassel 2007. S. 50.
[5] Bondeson: *Lebendig begraben*, S. 331.
[6] Gerlind Rüve: *Scheintod - Zur kulturellen Bedeutung der Schwelle zwischen Leben und Tod um 1800.* transcript Verlag, Bielefeld 2008. S. 110.

aber die Aufklärung benötigte, um sich ihrer annehmen zu können; Ingrid Stoessel (1983), Medizinhistorikerin, die die Thematik tiefenpsychologisch beleuchtet; der Mediziner Tankred Koch (1990), er widmet sich der Debatte im engeren medizinhistorischen Sinne und hinterfragt die Realität des Scheintodes; der Medizinhistoriker Jan Bondeson (2002), der in der Angst vor dem Scheintod eine Urangst sieht, die auf einer realen Gefahr des Lebendigbegrabenwerdens fußt; und schließlich die Wissenschaftshistorikerin Gerlind Rüve (2008), die die Debatte als Ausdruck eines Epochenwandels und einer Verwissenschaftlichung der Gesellschaft versteht.

Um Grundlagen für die Diskussion über Aufklärung und Scheintod zu schaffen, wird zu Beginn kurz zusammengetragen, wie sich die Beziehung des Menschen zum Tode grundsätzlich, vor allem vom Mittelalter bis hin um 1800, in Deutschland entwickelt. Nachfolgende psychologische und philosophische Bearbeitungen des Todes und auch der Angst davor bleiben unerwähnt, da der Umfang der vorliegenden Arbeit der Fülle an wichtigen Beiträgen, unter anderem von Freud und Heidegger, zu dieser Fragestellung nach Mensch und (seinem) Tod nicht gerecht werden kann. Darauf aufbauend wird die allgemeine Geisteshaltung der Aufklärung und die medizinhistorische Entwicklung kurz zusammengefasst. Im Hauptteil widmet sich die vorliegende Arbeit der Diskussion, ob die Angst vor dem Scheintod und damit vor dem verfrühten Begräbnis dem Menschen immanent oder zeitspezifisch für die Zeit um 1800 in Deutschland ist. Sie möchte zeigen, dass die Angst die tröstliche Verheißung vom Ewigen Leben im Paradies ablöst,[7] zum Motor für den wissenschaftlichen Erkenntnisgewinn und medizinischen Fortschritt wird und sich als Phänomen nicht in nur eine der beiden oben genannten Positionen einordnen lassen wird. So trat die Angst vor dem Scheintod zwar zunächst als spezifische Angst als Teil der Professionalisierungsbestrebungen seitens der Ärzteschaft, aber vor allem Teil einer Kontingenzerfahrung unbekannten Ausmaßes und damit dramatischem Sinnbild des Mentalitätsumbruchs im 18. Jahrhundert hervor, konnte so aber ohne bereits vorher existierende, der Menschheit immanenten elementaren Todesangst nie zu einem solchen gesellschaftlichen Angstphänomen anwachsen.

---

[7] Ingrid Stoessel: *Scheintod und Todesangst - Äußerungsformen der Angst in ihren geschichtlichen Wandlungen (17. - 20. Jahrhundert).* Köln 1983. S. 2.

## DIE BEZIEHUNG DES MENSCHEN ZUM TOD

"[...] [D]er Tod als Feind, der Tod als Heimkehr, der Tod als Geheimnis.", so steht es im Klappentext von Jan Assmanns "Der Tod als Thema der Kulturtheorie".[8] Thomas H. Macho ergänzt im selben Werk: "Der Tod ist ein widerspenstiges Thema".[9] Die Erkenntnisgrenzen, die sich ergäben, da der Tod nur aus einer externen Perspektive betrachtbar bleibe und keine hermeneutische Annäherung oder gar teilnehmende Beobachtung zulasse, würden eine wissenschaftliche Theoretisierung des Todes erschweren. Dennoch muss eine Kultur immer auch eine Antwort auf die Frage nach Tod, Sterblichkeit oder Unsterblichkeit geben und dieses Urproblem der menschlichen Existenz lösen alle Kulturen bisweilen grundverschieden: "So einförmig der Tod sich aus biologischer Perspektive ausnehmen mag, so tausendfältige Formen nimmt seine kulturelle Überformung und Bewältigung an".[10] Nur damit käme der Mensch mit dem schmerzlichen, gar unerträglichen Bewusstsein seiner existenziellen Begrenzung zurecht.[11] So zeigt sich der Tod mal als Feind, mal als Heimkehr, bleibt aber immer *das* Geheimnis, bleibt unvorstellbar. Diese Unvorstellbarkeit führt jedoch keinesfalls zur Resignation, ganz im Gegenteil belebt sie die Phantasie in einem solchen Maße, dass es immer schon einen gewaltigen Sturm an Bildern und Visionen gab, denn keine bekannte Hochkultur verzichtet darauf, den Tod und das Leben der Toten in allen Details auszumalen, stellt Macho fest.[12] So hatte im Altertum praktisch jede philosophische Schule ihre eigene Theorie,[13] bis mit dem Aufkommen des Christentums eine ganz neue Antwort gegeben wird. Die großen Weltreligionen im Allgemeinen sehen im Tod (zumeist) den Übergang in eine "andere Welt", dabei stellen sie Tod und Sterben in einen umfassenden, kosmischen Sinnzusammenhang, der allem, was existiert, Sinn verleiht.[14] Dem Gläubigen wird Unsterblichkeit verheißen und der Tod selbst wird zu einem Übergang, an dessen Ende ein Sondergericht über Himmel oder Hölle entscheidet.[15] Es wird eine Dreiteilung des Kosmos in drei unterschiedliche Sphären vorgenommen: In der christlichen Tradition steht der Mensch zwischen Gott und Tier und bildet die Erde die Mitte des Kosmos zwischen Himmel und Unterwelt.[16] Während die Sphäre des Himmels die Unvollkommenheit des Diesseits überwindet und in einen Idealzustand überführt, bedeutet der Eintritt in die Unterwelt in aller Regel eine Verschlechterung gegenüber dem Diesseits.[17] Der Tod, auch die Geburt, hat prinzipiell unverfügbare

---

[8] Jan Assmann: *Der Tod als Thema der Kulturtheorie - Todesbilder und Todesriten im Alten Ägypten.* Suhrkamp Verlag, Frankfurt am Main 2000. S. 2.
[9] Thomas H. Macho in: Assmann: *Der Tod als Thema der Kulturtheorie*, S. 91.
[10] Assmann: *Der Tod als Thema der Kulturtheorie*, S. 16.
[11] ebd., S. 14.
[12] Thomas Macho: *Die neue Sichtbarkeit des Todes.* Wilhelm Fink Verlag, München 2007. S. 9.
[13] Martin Patak: *Die Angst vor dem Scheintod in der 2. Hälfte des 18. Jahrhunderts.* Juris Druck + Verlag Zürich, Zürich 1967. S. 20.
[14] Hans-Georg Soeffner: *Ein Diesseits ohne Jenseits? Vom "Sinn" des Todes und dem Weg zu einer Gesellschaft ohne Jenseitsvorstellungen.* in: *Tod und toter Körper*, S. 205.
[15] Otto Danwerth: *Tod und Jenseits in Europa - Ein kulturhistorischer Abriß von der Antike bis in die Gegenwart.* http://parapluie.de/archiv/sprung/tod/
[16] Soeffner: *Ein Diesseits ohne Jenseits?*, S. 206.
[17] ebd., S. 207.

Grenzen, so entstehen zahlreiche Praktiken und Rituale, um das Schicksal günstig zu beeinflussen oder schlimme Vorkommnisse, als Prüfung oder Strafe gesehen, überhaupt ertragen zu können.[18] Zunehmend gewinnt der "gute Tod" an Bedeutung, was meint, vorbereitet und im Kreise der Gemeinschaft zu sterben, vom Priester Absolution, die letzte Ölung und letzte Kommunion empfangend.[19] Das danach beginnende Totenritual von Waschung, Einnähen ins Leichentuch, Totenwache, die Lesung der letzten Messe bis schließlich zur Beerdigung ist von der Kirche streng geregelt. Mit dem Leichenschmaus ist für die Hinterbliebenen das Ritual beendet; von der Kirche bis hier hin begleitet, kehren sie wieder zurück ins "normale" Leben, nun eben mit neuer Ordnung.[20] Für die Toten bedeutet ihr Sterben die Trennung der Seele vom Leib, diese tritt vor das Jüngste Gericht, welches über ewige Verdammnis oder Glückseligkeit entscheidet. Auf die Gerechten warten die Freuden des Himmels, auf die Sünder die Qualen der Hölle. So hat der Tod als Übergangsstadium in ein besseres Leben im Mittelalter seinen Sinn, die Kirche hilft der Gemeinschaft in ihrer dominierenden Rolle mit Regeln und Ritualen.[21] Der Tod selbst ist ein vertrauter Begleiter, sieht sich der mittelalterliche Mensch doch ganz in Einheit mit der Natur und versucht sich im 14. und 15. Jahrhundert durch Sterbebüchlein, die "Ars moriendi", und den Darstellungen des Totentanzes auf einen würdigen Tod vorzubereiten und durch das mit ihm Befassen den Schrecken zu nehmen.[22] Statt einer direkten Angst vor dem Tod stellt sich eine Angst vor dem Jenseits dar: Das Bewusstsein, sterben zu müssen, bereitet angesichts der Gewissheit des jenseitigen Heils keine Sorgen.[23] Diese Nachexistenz gilt sogar als die wertvollere, das Leben selbst wird zu einer bloßen Vorbereitung degradiert.[24] Wer sich im Hier nicht an die göttlichen Gesetze hält, den erwartet unbeschreibliches und vor allem unendliches Grauen in der Hölle. Martin Patak und Ingrid Stoessel sind sich einig, dass sich in allen religiösen Systemen vom Fortleben nach dem Tode Verdrängungsmechanismen spiegeln, die dem Tod seine Bedeutung als Vernichtung des Lebens rauben und die Todesangst verdrängen wollen.[25] Aus dieser Negation der Lebensvernichtung durch den Tod entstammt, laut Patak, auch das Ersinnen der Geister der Verstorbenen.[26] So sehr die Kirche durch ihre (Sozial-)Disziplinierung auch den Tod kontrolliert, ist sie nie fähig, den Glauben an eine fortwährende Präsenz der Toten zu eliminieren.[27] Diese abergläubigen Vorstellungen, zum Teil rühren sie aus der Ahnenverehrung aus vorchristlicher Zeit her, werden gefüttert durch die miserablen hygienischen Zu-

---

[18] Macho in: Assmann: *Der Tod als Thema der Kulturtheorie*, S. 270.
[19] Danwerth: *Tod und Jenseits in Europa*.
[20] ebd.
[21] ebd.
[22] Stoessel: *Scheintod und Todesangst*, S. 4f.
[23] ebd.
[24] Patak: *Die Angst vor dem Scheintod*, S. 22.
[25] vgl. Patak, S. 22 u. Stoessel S. 11.
[26] Patak: *Die Angst vor dem Scheintod*, S. 22.
[27] Danwerth: *Tod und Jenseits in Europa*.

stände auf den Kirchhöfen und in der Kirche selbst.[28] Da sich hohe Geistliche, Wohlhabende und Verdiente der Gemeinde auch innerhalb der Kirche bestatten lassen können - die Leichen legt man in Erdlöcher direkt unter den Bodenplatten - führt die durch Verwesung verpestete Luft in den Gotteshäusern zuweilen zu Ohnmacht, in seltenen Fällen sogar zum Tod[29]. Auf den Kirchhöfen kommen aufgrund der oft zu geringen Grabtiefe Leichenteile an die Oberfläche und können sich durch Setzen und Verwesen der Leichen sogar bewegen. Gibt es keinen Platz mehr auf dem Kirchhof, der sich meist im Zentrum der Stadt befindet und auch als Marktplatz oder gar Wohngebiet, beispielsweise in Kriegszeiten, benutzt wird, werden die Knochen ausgegraben und in Beinhäusern gesammelt. In Krisenzeiten, wie zum Beispiel bei Seuchenbefall, werden die Opfer außerhalb der Stadtmauern gekalkt und in Massengräbern bestattet.[30] Allerdings muss streng zwischen dem Leben nach dem Tod in Himmel, Hölle oder dergleichen, und wiedergekehrten Toten unterschieden werden.[31] Eine leibliche Wiederauferstehung ist zunächst nur Jesu Christi vorbehalten,[32] zunehmend vermischen sich aber pagane Mythen und die Erfahrungen mit sich bewegenden Leichenteilen, Leichenschmatzen und anderen schauerlichen Beobachtungen bei Exhumierungen und führen zu falschen Deutungen und tiefsitzenden Ängsten. Denn Wiedergänger (Untote und Geister) sind durch böse Taten zu Lebzeiten verflucht und verbreiten Schrecken und Entsetzen.[33] Aberglauben, der die Menschen noch weit über fünf Jahrhunderte später mit unzähligen Geschichten über Geister, Vampire und Zombies - oder eben Scheintoten - unterhält. Otto Danwerth erkennt im "Requiem aeternam dona eis, domine" ("Herr, gib ihnen ewige Ruhe") einen Hinweis auf die schon im Mittelalter vorherrschende ambivalente Beziehung zu den Toten und die Angst vor Wiedergängern.[34]

Etwa um 1400 spaltet die Reformation Europa radikal in zwei Hälften, gerade auch bezüglich der Haltung zum Tod: Die katholische Lehre vom Fegefeuer wird nun von der entstehenden evangelischen Konfession abgelehnt, damit verlieren unter anderem auch der Ablasshandel und die Gebete für die Toten, um die Leidenszeit im Fegefeuer zu verkürzen, ihren Sinn.[35] Weitere Folgen sind Veränderungen im Bestattungswesen: Begräbnispomp wird strikt abgelehnt und die Teilnahme des Priesters auf das eigentliche Begräbnis reduziert, Grundnormen für ein "gutes" Sterben aber bleiben bestehen und bis ins 18. Jahrhundert hinein bleibt der Tod von Familie und Gemeinschaft begleitet.[36] Mit der Aufklärung gehen schließlich Prozesse wie die Säkularisierung einher, die sich gravierend auf die Haltung

---

[28] ebd.
[29] Danwerth: *Tod und Jenseits in Europa.*
[30] ebd.
[31] Tankred Koch: *Lebendig begraben.* Tosa Verlag, Wien 2002. S. 43.
[32] ebd.
[33] ebd.
[34] Danwerth: *Tod und Jenseits in Europa.*
[35] ebd.
[36] ebd.

zum Tod auswirken,[37] an deren Ende dieser nicht mehr als Übergang gesehen und die heilsgeschichtliche Erwartung zutiefst erschüttert werden wird.

---

[37] ebd.

# AUFKLÄRUNG UND MEDIZINHISTORISCHE ASPEKTE DES SCHEINTODS

Die medizinischen Theorien der Antike geraten mit dem Fall des Römischen Reiches weitgehend in Vergessenheit. So bestand die Medizin im Mittelalter zunächst aus Improvisation und Aberglaube,[38] wenn überhaupt behandelt wurde - denn Krankheiten waren Gotteswerk und nur er konnte entscheiden, ob es wieder zur Gesundung kam oder nicht - dann meist mit sehr verwunderlichen Therapieansätzen. Mit den Kreuzzügen findet die islamische Medizin ihren Weg ins Abendland. Sie beruht vor allem auf den antiken Theorien von Hippokrates (ca. 460 - 370 v. Chr.) und von Galen (ca. 130 - 200 n. Chr.), Mitbegründer der Viersäftelehre, derzufolge ein Mensch nur gesund sei, wenn sich die vier Körperflüssigkeiten Blut, Schleim, gelbe und schwarze Galle im Gleichgewicht befänden.[39] Durch das Dogma, den Körper unter allen Umständen unversehrt zu lassen, entwickeln sich zwei Stränge in der Patientenbehandlung: Ärzte befassen sich ausschließlich mit Innerer Medizin, chirurgische Behandlungen fallen in die Hände von sogenannten Handwerkschirurgen, die ohne akademische Ausbildung Zähne ziehen, amputieren und sich in Schädeldecken bohren, alles ohne ernstzunehmende Betäubung, vom Beachten der Hygiene ganz zu schweigen. Auch wenn es bereits einige Könner gibt, die es wirklich verstehen, Leben zu erhalten, führen die obskuren Behandlungsmethoden nicht selten über kurz oder lang zum Tod des Patienten. So ist die Gesundheitspflege des Mittelalters und der Renaissance den Ärzten des 17. Jahrhunderts verdächtig geworden und die praktischen Heilmittel der Zeit - Brechmittel, zerriebene Geschlechtsteile, Kot und Urin und anderes heute Fragwürdiges - überzeugen längst selbst diejenigen nicht mehr, die sie verordnen.[40] Die Seuchen jener Zeit lösen dazu immer wieder chaotische Zustände aus, sie bringen eine schier unglaubliche Menge an Toten, entvölkern ganze Landstriche und die Leichen werden eiligst in Massengräbern beerdigt, ohne sorgfältige Untersuchungen. Hier sieht Bondeson einen möglichen Beginn der Scheintoddiskussion, da sich viele Ärzte im 17. Jahrhundert bereits der Gefahr bewusst gewesen seien, dass in diesem Chaos tödliche Fehlurteile unterlaufen könnten.[41] Den Beweis sieht er unter anderem in der Entdeckung von Gebeinen bei einer Ausgrabung eines Pest-Massengrabes von 1722 in Marseille, denen eine gut zweieinhalb Zentimeter lange Bronzenadel im großen Zeh steckte, vermutlich absichtlich unter den Zehnagel getrieben, um den Eintritt des Todes zu überprüfen.[42] Solche Methoden sollen im nächsten Kapitel ausführlicher Berücksichtigung finden.

Während Ärzte die Frage nach Sinn und Wesen des Todes lieber Philosophen und Theologen überlassen, erscheinen Fragen der Vorhersage und exakter Fixierung des To-

---

[38] Richard David Precht: *Rätsel Mensch - Von René Descartes bis Robert Koch: Eine kleine Geschichte der Medizin.* in: *Die Geburt der modernen Medizin: Wie Europas Heilkunst ein neues Bild vom Menschen entwarf;* DIE ZEIT Geschichte Nr. 2/08. S. 18.
[39] ebd.
[40] ebd.
[41] Bondeson: *Lebendig begraben,* S. 36.
[42] ebd., S. 37f.

deszeitpunktes wichtig für die Medizin.[43] Da einzelne Fälle von Scheintod seit der Antike bekannt sind, werden zur negativ ausfallenden Atemprobe noch weitere physische Veränderungen herangezogen, um den tatsächlichen Tod festzustellen.[44] Traditionell ist dies allgemein Pulslosigkeit, blasse und kalte Haut, Augenveränderungen und schließlich Totenflecke und Totenstarre.[45] In der Regel genügt das Urteil Angehöriger, um den Arzt vom eingetretenen Tod zu überzeugen.[46] Auch wenn es unlängst einzelne Stimmen des Bedenkens gibt, lautet der allgemeine Forschungsstand, dass bis Mitte des 18. Jahrhunderts der Scheintod kein ernstzunehmendes Problem ist, weder für Ärzte noch für das öffentliche Bewusstsein.[47]

Die Ärzte des 17. und 18. Jahrhunderts müssen sich mit immer neuen Erkenntnissen auseinandersetzen und tradierte Vorstellungen aufgeben. Die neu aufkommenden Fragen der Medizin betreffen den ganzen Menschen, denn wie kann man wirklich heilen, wenn man nicht einmal weiß, was "Leben" ist, was es bedeutet, "krank" zu sein und wo eine Krankheit überhaupt entsteht?[48] Eine lebendige Diskussion entwickelt sich, Furore machen in Deutschland vor allem die Lehren des Mathematikers, Physikers und Philosophen René Descartes' (1596 - 1650) Mitte des 17. Jahrhunderts, der die noch weitgehend unbegriffenen physiologischen Vorgänge des Körpers als recht einfache physikalische beschreibt - nämlich Wärme, Druck, Ausdehnung, Bewegung - und damit den Organismus enthüllt.[49] Zunächst bleiben Sektionen verboten, aber durch das Wüten der Pest und dem sehnlichen Wunsch nach Heilung treffen sie zunehmend auf Akzeptanz.[50] Mit dem Aufkommen der Naturwissenschaften wird der tote Körper alsbald verdinglicht,[51] die Unantastbarkeit des Körpers schließlich aufgelöst. Das neue Interesse der Medizin kennt keine Scheu vor anatomischen Experimenten, greift dazu auch zu Vivisektionen bei Tieren, und entdeckt dabei immer mehr das Innerste des Menschen. So kommt es 1628 zu einer der bahnbrechendsten Entdeckungen der Geschichte der Medizin: William Harvey (1578 - 1657) entdeckt den Blutkreislauf und widerlegt damit die Jahrhunderte geltende Theorie Galens.[52] Mit seiner Absicht, Galens Theorien abzusichern, die er für "minus firma" ("nicht ganz sicher") erachtet, bringt er die traditionelle Auffassung vom Herzen und seiner Funktion gänzlich zu Fall und stellt damit nicht zuletzt eine der gängigsten Behandlungsmethoden überhaupt infrage: Den Aderlass.[53] Als eines der schrecklichsten Mittel und Schuld an vielen Scheintodfällen bewertet der Mediziner Tankred

---

[43] Stoessel: *Scheintod und Todesangst*, S. 29.
[44] ebd.
[45] ebd.
[46] ebd.
[47] ebd., S. 30.
[48] Precht: *Rätsel Mensch*, S. 18.
[49] ebd., S. 18ff.
[50] Groß, Dominik / Schäfer, Gereon: *Die klinische Sektion und ihre gesellschaftliche Wahrnehmung. Die medizinhistorische Perspektive.* in: Tod und toter Körper, S. 61.
[51] Danwerth: *Tod und Jenseits in Europa.*
[52] Precht: Rätsel Mensch, S. 19 und Staas, Christian: *Das entzauberte Herz - Wie William Harvey den Blutkreislauf entdeckte.* in: Die Geburt der modernen Medizin, S. 54.
[53] Staas: *Das entzauberte Herz,* S.54.

Koch den Aderlass, der bei fast allen Erkrankungen automatisch verordnet wird und den seinerzeit bereits Hippokrates angeordnet hatte.[54] Koch berichtet von Fällen, bei denen bis zu zweieinhalb Liter Blut entnommen würden, und da sich Pesterreger schneller vermehrten als rote Blutkörperchen, oder von Typhus- oder Cholerakeimen überladenes Blut immer dicker und immer weniger fähig werde, Sauerstoff zu transportieren, könne man sich schnell denken, dass die armen Leute alsbald die Anzeichen einer "vita minima" (wörtlich: "reduziertes Leben", medizinischer Begriff für Scheintod) zeigen.[55] Wenn doch ein letztes Aufbäumen des vermeintlichen Toten stattfände, dann sei das erste Mittel, ihn ins Leben zurückzuholen: Der Aderlass.[56] Erst zu Zeiten Christoph Wilhelm Hufelands, als die Viersäftelehre von der Theorie des Vitalismus abgelöst wird - die Anschauung von einer übernatürlichen, immateriellen Lebenskraft in den Organismen - sinkt die Häufigkeit der Aderlässe.[57] Schon Harvey vertritt 100 Jahre zuvor die Ansicht, dass sich in der Natur die göttliche Ordnung der Dinge zeige, dass etwa dem Blut eine Kraft zur Selbstbewegung innewohne, die es durch die Venen immerfort zur Körpermitte treibe.[58] Dieser Ansicht wird sich im folgenden Kapitel noch einmal ausführlicher gewidmet. Zunächst aber soll in aller Kürze die Geisteshaltung der Aufklärer grob zusammengefasst und damit schlussendlich der Weg in die Scheintoddebatte gefunden werden.

Die Jenseitssehnsucht, die Flucht vor dem Ich, der Schwulst - die Hauptkomponenten des Barocks - werden durch eine Kultur des Verstandes, durch Rationalismus und Positivismus der Aufklärung ab etwa 1720 zurückgedrängt.[59] Die Vernunft, also ein von Aberglauben und Vorurteilen freies Denken, gilt als Maßstab für das persönliche und gesellschaftliche Handeln. Anstelle eines allmächtigen Gottes geht alle Handlung nun vom vernunftgeleiteten, autonom denkenden Individuum aus.[60] Der Mensch wird inzwischen als Einzelwesen gesehen, als ein Element eines großen Ganzen, das Individuum rückt ins Zentrum. Vorher wurde der Sinn des Lebens darin gesehen, sich für das Leben im Jenseits vorzubereiten, nun aber findet eine Hinwendung zum Diesseits statt. Das Leben des Individuums an sich erlangt ausreichend Sinn, die Glückseligkeit steht jetzt im Mittelpunkt. Glücklich wird der Mensch durch die Befriedigung seiner Lebensbedürfnisse und durch Tugendhaftigkeit. Seine Lebensaufgabe ist mithin die Förderung des Nützlichen und Guten, so nähert er sich seinem Lebensziel: Der intellektuellen und moralischen Vollkommenheit.[61] Alle Lehren und Überlieferungen der historischen Religionen, die dem gesunden Menschenverstand zu widersprechen scheinen oder rationalistischer Kritik nicht standhalten, werden als Erfindung abgetan; der Autoritäts-

---

[54] Koch: *Lebendig begraben*, S. 48.
[55] ebd., S. 52.
[56] ebd.
[57] ebd., S. 52f.
[58] Staas: *Das entzauberte Herz*, S. 54f.
[59] Patak: *Die Angst vor dem Scheintod*, S. 55.
[60] Rüve: *Scheintod*, S. 11.
[61] Patak: *Die Angst vor dem Scheintod*, S. 54.

anspruch der Kirche folgerichtig abgelehnt.[62] Soweit Religion nun nicht gänzlich abgelehnt wird, hält man sich an die Vorstellung des Deismus:

> "Gott steht außerhalb der Welt; er ist die höchste Intelligenz, der weise Erbauer der Weltmaschine, der ihrem Ablauf, nachdem er sie einmal in Bewegung gesetzt hatte, untätig zuschaut. [...] Die Beziehung zu Gott, dem Heil der Seele, der Tod und das Jenseits sind für den Aufklärer keine eigentlich brennenden Probleme mehr. Es interessiert ihn vor allem der Mensch in seiner Selbstherrlichkeit und nicht seine Abhängigkeit vom Schicksal."[63]

Aus einem religiösen Weltbild wird ein naturwissenschaftliches: Neue Wissenschaften werden entstehen; sie werden nun erklären, was unklar ist und das Heil der Menschheit sein, denn die Aufklärung ist eine Blütezeit der Wissenschaften und Künste, mit ihr geht ein immenser naturwissenschaftlicher Erkenntnisfortschritt einher.

Durch die Säkularisierung verliert die Religion an sozialer Bedeutung. Der Mensch sieht sich nunmehr von den Fesseln des (Aber)Glaubens befreit, zugleich aber verliert er die Sicherheit der Unsterblichkeit der Seele. Die gesamte heilsgeschichtliche Erwartung zeigt sich erschüttert, es folgt eine Kontingenzerfahrung unbekannten Ausmaßes, die eine neue Sinnstiftung dringend notwendig macht.[64] Dieses Erschrecken liegt laut Gerlind Rüve der Scheintoddebatte, die Mitte des 18. Jahrhunderts ihren Beginn nimmt, zugrunde.[65]

---

[62] Patak: *Die Angst vor dem Scheintod*, S. 55.
[63] ebd., S. 54f.
[64] Rüve: *Scheintod*, S. 10ff.
[65] ebd., S. 12.

Warum der Scheintod gerade zu Zeiten der Aufklärung seine Blüte erlebt, soll im aktuellen Kapitel ausführlich diskutiert werden, denn die um 1800 in Deutschland zeitweise sehr leidenschaftlich geführte Debatte zeigt sich als sehr vielschichtiges Phänomen. Wie bereits erwähnt, war das Phänomen schon in der Antike bekannt, hinterließ aber nicht den Eindruck einer Gefahr für die gesamte Menschheit.[66] Wohl versuchten die Ärzte schon damals die Ursache zu ergründen, allerdings sah man in der Regel solche Vorkommnisse als ein göttliches Zeichen oder sonst einem Wunder.[67] Auch im Mittelalter fand man keine andere Lösung, da die scholastische Medizin, wie oben beschrieben, starr an kirchlichen Autoritäten und der Abneigung gegen anatomische Studien festhielt, zumal die Medizin sowieso ausschließlich in den Händen des Klerus lag.[68] Chirurgie wurde als Schlächterei herabgesetzt, der plötzliche Tod galt als göttliche Strafe und wer nach den Ursachen suchte, wurde als Ketzer verdammt.[69] So schwelt das Thema Scheintod ungelöst durch die Jahrhunderte.

## Wandlung der Seelenvorstellung

Die Geschichte des Scheintods beginnt mit der Geschichte der Auflösung der Seelenvorstellung, die mit einer anthropologischen Transformation einhergeht.[70] Bereits in der Renaissance wird um die Unsterblichkeit der Seele gestritten: Höhepunkt bildet hier die Aussage des Italieners Pietro Pomponazzi (1462 - 1525), der die Frage nur mit Argumenten der Vernunft überprüfe und dies schließe alle Gründe für die Annahme einer Unsterblichkeit der Seele aus.[71] Damit bestreite er keine Glaubenswahrheiten, fordere aber das Recht ein, eine Seelenlehre als Wissenschaft unabhängig von Theologie zu betreiben, die rein rationalen Argumenten verpflichtet sei.[72] Das systematische Interesse der Seelenlehre dieser Zeit liegt darin, Grundfragen des Erkennens verstärkt zu überdenken, das Zustandekommen individueller Wahrnehmung, ihr Verhältnis zum Allgemeinheitsanspruch des Erkennens sowie dessen Sicherung und Geltungsbereich.[73] Erkenntnistheorie als spezifische Wissenschaft vom Wesen, den Prinzipien und Grenzen des Erkennens kennt die Renaissance allerdings noch nicht.[74] Dennoch markiert die Diskussion dieser Zeit bereits ein erkenntnistheoretisches Dilemma, welches Michael Stadler zusammenfasst:

---

[66] Patak: *Die Angst vor dem Scheintod*, S. 27.
[67] ebd., S 27f.
[68] Patak: *Die Angst vor dem Scheintod*, S. 28.
[69] ebd.
[70] Rüve: *Scheintod*, S. 58ff.
[71] Michael Stadler: *Renaissance: Weltseele und Kosmos, Seele und Körper*. in: *Die Seele: ihre Geschichte im Abendland*; Hrsg.: Gerd Jüttemann / Michael Sonntag / Christoph Wulf. Vandenhoeck & Ruprecht GmbH & Co. KG, Göttingen 2005, S. 190.
[72] ebd., S. 190f.
[73] ebd., S. 191.
[74] ebd.

"Soll der Allgemeinheitsanspruch des Wissens aufrechterhalten werden, mit seiner Konnotation zeitlicher und räumlicher Unabhängigkeit, so scheint die Annahme einer intellektiven Seele mit den gleichen Qualitäten notwendig zu werden. Sie muß als Subjekt der Erkenntnis universell, unvergänglich, immateriell sein. Soll aber die Erkenntnis als kausaler Prozeß, der bei der sinnlichen Wahrnehmung anhebt, rekonstruiert werden, so ist der gesamte Mensch, das konkrete Individuum Subjekt und die intellektive Seele wird als *forma corporis* [(in Form der Körper)] verstanden."[75]

Folglich kann Seele nicht losgelöst vom Körper gedacht werden und vergeht mit ihm.[76] Hierin erkennt man bereits die zunehmende Entsubstantialisierung des Seelengedankens hin zur Bestimmung der Seele als Mitte mit gleichem Abstand zu zwei Bezugsgrößen - wie auch immer diese begrifflich gefasst sein mögen (zum Beispiel Geist und Leib), also als eine zwei Extreme verbindende Funktion.[77]

Durch neue Methoden wie Beobachtung, Erfahrung und Experiment verändert sich die Anthropologie schließlich; sie fundieren nun Aussagen über Wesen und Lebensfunktionen des Menschen, er ist nicht mehr das Geschöpf Gottes und das Wissen über ihn nicht mehr aus der Genesis abgeleitet.[78] Plausibilität oder Wahrheit des Wissens erschließen sich nicht über den Glauben, sondern über Sichtbarkeit: Experimente machen das Wissen für jeden nachvollziehbar.[79] Der neuen Lesart leistet auch Descartes Verbindung von Harveys Entdeckung des Blutkreislaufes, empirischer Beschreibungen der menschlichen Anatomie und Galileis Physik zu einem mechanistischen Menschenbild weiter Vorschub: Er erklärt Harveys Blutkreislauf zur bloßen Hydraulik, einer Körperfunktion der Gliederpuppe Mensch.[80] Der Körper unterliegt mechanisch-physikalischen Gesetzen und kann mathematisch beschrieben werden, gleich einem Uhrwerk oder einem Automaten. Der Mensch, bislang von allerlei Lebenssäften durchwogt, zeigt sich nun als geschlossenes System; sein Herz, einst Sitz der Seele und Feuerherd des Lebens, erscheint nun reduziert auf einen einfachen Muskel.[81] Damit wird dem Herzen seine tradierte symbolische Funktion als Sitz der Emotionen genommen. Auch die Seele verortet Descartes neu, sie wird als Organ in die Physiologie integriert, nämlich in der Zirbeldrüse im Gehirn.[82] Wieder stellt sich die Frage: Wenn nun aber die Seele in einem Organ verortet ist, ist sie dann auch vergänglicher Natur und was bedeutet das für das Versprechen der Unsterblichkeit? Die Unsterblichkeit sowie die Existenz Gottes stellt Descartes nicht in Frage, auch wenn sie bei ihm Resultat ist und nicht Vo-

---

[75] Stadler: *Weltseele und Kosmos, Seele und Körper*, S. 191.
[76] ebd., S. 191f.
[77] Stadler: *Weltseele und Kosmos, Seele und Körper*, S. 195.
[78] Rüve: *Scheintod*, S. 59.
[79] ebd., S. 60.
[80] Staas: *Das entzauberte Herz*, S. 55.
[81] ebd.
[82] Rüve: *Scheintod*, S. 57.

raussetzung.[83] In seinem Traktat "Les Passions de l'âme" ("Die Leidenschaften der Seele") aus dem Jahre 1649 schreibt er über die menschliche Teilung von Körper und Geist, dass alle Arten von Gedanken der Seele (Seele und Geist sind für ihn also dasselbe) und alle Arten von Wärme und Bewegung dem Körper zukämen.[84] Dieser Zwei-Substanzen-Dualismus, der ein neues Seelenverständnis in der Neuzeit prägt, liegt der gravierende Unterschied zu der bisherigen Denkweise einer Dreieinigkeit.[85] Körper und Geist sind strikt voneinander getrennt, beides aber interagiert kausal miteinander. Das sich daraus ergebene Vermittlungsproblem von materiellem Körper und immaterieller Seele soll hier unbeachtet gelassen werden. Wichtig für die weitere Argumentation ist die neue Sicht auf Leben und Tod, die mit der Theorie Mensch gleich Maschine aufkommt. So schreibt Descartes dazu:

> "Auf diese Weise können wir also einen Irrthum vermeiden, der wohl werth ist daß man ihn anmercke, da gar viele in selbigen verfallen [...]. Er bestehet [...] darinn, daß weil alle todte [...] keine Bewegung und Wärme bey sich haben, man auch geglaubet, daß die Abwesenheit der Seelen die Ursache sey, warumb die Bewegung und die Wärme in deren Cörpern aufgehöret. [...] also haben sich die Leute ohne raison eingebildet, daß alle unsere natürliche Wärme, und alle Bewegung unserer Cörper von der Seelen herkomme."[86]

Er kommt zu einem anderen Schluss, denn durch die strikte Trennung von Körper und Geist könne "[...] ein Mensch niemahlen daran sterbe[n], daß irgendwo seiner Seelen etwas fehlen sollte [...]", sondern weil die Wärme des Körpers entschwindet und die Organe, die dem Körper zur Bewegung dienen, zugrunde gehen.[87] Also kann der Körper "[...] eines noch lebenden Menschen von einen Todten bloß und allein insoweit unterschieden [werden], als ein Uhr, oder eine andere machine, [...] wenn sie zerbrochen wird und ihre Bewegung aufhöret".[88] Folglich tritt der Tod nicht ein, weil die Seele entweicht, sondern die Seele entweicht, weil der Tod eingetreten ist. Die Seele ist somit nicht mehr leben- sondern formgebendes Prinzip. Sterben geschieht demgemäß nur auf materieller Ebene, der Geist hat aufgrund seiner immateriellen Natur nichts damit zu tun. Mit dieser Veränderung der Seelenvorstellung geht auch eine Veränderung des Körpergefühls einher. Es beginnt, sich eine Distanzierung des Menschen von seinem Körper anzubahnen.[89] Über die nächsten Jahrzehnte wird Descartes Konzept vom allgemeinen Denken assimiliert, vor allem ab circa 1750 wird der

---

[83] vgl. René Descartes: *Meditationes de Prima Philosophia / Meditationen über die Erste Philosophie*. Reclam, Stuttgart 1986
[84] René Descartes: *Tractat von den Leidenschaften der Seele*. Frankfurt und Leipzig 1723. S. 7f.
[85] Stadler: *Weltseele und Kosmos, Seele und Körper*, S. 195.
[86] Descartes: *Tractat von den Leidenschaften der Seele*, S. 8.
[87] ebd., S. 9.
[88] ebd., S. 10.
[89] Stoessel: *Scheintod und Todesangst*, S. 50.

Körper zunehmend als Objekt empfunden, in dem die Seele gefangen ist.[90] Mit dem Barock beginnt man, sich von den Außenräumen ab- und dem Inneren zuzuwenden, mithin versachlicht sich auch der Blick in das Innere des menschlichen Körpers und verliert an seiner Unheimlichkeit.[91] Das Verständnis des Menschen von sich selbst als subjektiv Erleidenden verwandelt sich zum objektiv Beobachtenden.[92] Dies sei im Rahmen dieser Arbeit nicht weiter ausgeführt, es sei jedoch erwähnt, dass sich die Anatomie zu dieser Zeit einer nie zuvor gekannten und nie wieder erreichten Popularität und Öffentlichkeit erfreut und damit die objektive Erforschung des Körper zum Allgemeingut wird.[93] Dadurch verändert sich endgültig das Verhältnis zum lebenden wie auch zum toten Körper; das anatomische Präparat, der tote Körper auf dem Seziertisch, all das zerstört die alte religiöse Vorstellung des hinfälligen Leibes.[94] Der Verlust der Leib-Seele-Einheit sowie der Verlust der potenziellen Wiederauferstehung schüren neue Ängste.

**Der Tod als Prozess**

All das macht die Frage nach einer allgemeingültigen Theorie des Lebens (und Todes) nicht einfacher. Durch Harveys Entdeckung und Methodik, zum Beispiel der präzisen Berechnung der Pumpleistung des Herzens, und Descartes' im Grunde medizinisch korrekter Beschreibung von Muskelbewegung und dem Herzen[95] scheint die Maschinentheorie zunächst gestützt. Noch einmal zurück zu Descartes Vergleich:

> "[...] ein[e] Uhr, oder eine andere machine, so von ihr selbst beweget [...], wenn sie wohl eingerichtet, und der Grund ihrer Bewegung, deswegen sie zubereitet, mit alle dem, was durch sie getrieben wird, in gutem Stande sich befindet [...]."[96]

Eine gut gebaute Uhr oder Maschine, die einmal angestoßen, sich selbst antreibt, solang nicht etwas kaputt geht. Was bedeutet das konkret für den Menschen? Wie kommt das Leben in den Körper, wenn es die Seele nicht mit sich bringt? Und wie verlässt es den Körper wieder? Durch das Öffnen des Leibes zeigt sich, dass es im Körper Kräfte zu geben scheint, die unabhängig von einer Seele funktionieren. Descartes sieht darin den göttlichen Beweis: Gott schubst das Leben an und es läuft seither selbstständig, ein Perpetuum mobile. Er erklärt sich eine Bewegung, wie zum Beispiel einen Reflex des Arms, durch Lebensgeister, eine Art Luft oder subtilen Wind, die vom Gehirn durch den ganzen Körper fliegen:

---

[90] ebd., S. 50f.
[91] ebd., S. 51.
[92] ebd.
[93] ebd.
[94] Stoessel: *Scheintod und Todesangst*, S. 51
[95] vgl. Descartes: *Tractat von den Leidenschaften der Seele*, Teil 1, Artikel 7 bis 11
[96] ebd., S. 10.

"[...] die einzige Ursache, warum eben ein Musculus eher zusammen gezogen wird als ein anderer, der ihm entgegen gesetzet ist, ist diese, weil zu dem einen mehr Lebens-Geister als zu dem andern kommen."[97]

Schon Harvey vermutete eine Art "Lebenskraft" im Blut, ein göttliches Fluidum, dass das Blut fließen lässt.[98] Leben ist also die durch eine in der Natur verordnete "Lebenskraft" erzeugte Bewegung der Körpermaschine.[99] Nicht der Zeitpunkt, in dem die gottgegebene, unsterbliche Seele den Körper verlässt, sondern die allmähliche Abnahme der Lebenskräfte und damit das Verschwinden der organischen Funktionen bedeuten den Tod.[100] Tod ist nun also ein in die Zeit erstreckter, sukzessiver Prozess und kein Moment mehr, die mittelalterlich-christliche Vorstellung über den Tod damit endgültig hinfällig.[101] Der königliche Leibarzt und Professor für Medizin Christoph Wilhelm Hufeland unterscheidet 1791 in "Über die Ungewissheit des Todes und das einzig untrügliche Mittel sich von seiner Wirklichkeit zu überzeugen, und das Lebendigbegraben unmöglich zu machen [...]" drei aufeinanderfolgende Todesphasen:

"[...] [Zustand eins], wo alle Bewegung, die unsere Sinnen erreichen können, aufgehoben, und der Mensch das völlige Bild des Todes ist, aber im innern noch Lebenskraft schlägt, und die Organe noch nicht die Fähigkeit ihres Einflusses verlohren haben, der, wenn nur ein passender Reiz angewendet oder die bindende Ursach gelöset wird, auch wieder äußerlich sichtbar werden muß. Dieser Grad ist also heilbar [...]. Zweytens der Zustand, der dem vorigen im Aeussern völlig gleicht, und wo ebenfalls noch Lebenskraft im gebundnen Zustand übrig ist, diese aber zu viel an Energie, oder die feinsten und edelsten Organe zu viel an Brauchbarkeit verloren haben, um wieder frey und lebendig werden zu können. Er ist die gewöhnliche und nothwendige Folge des vorigen, denn eben durch den Stillstand der Maschine müssen, nach längerer oder kürzerer Zeit, die Organe unbrauchbar und die Lebenskraft selbst ohnmächtiger werden. [...] [Schließlich] der dritte Grad, [bei dem] die wirkliche Auflösung durch Fäulniß, eintritt. Nun erst ist die Vollkommenheit des Todes gewiß [...]. Der Tod des Menschen ist [...] [also] ein stufenweiser Übergang aus dem Zustand des wirksamen Lebens in den des gebundnen oder Scheintods, und durch dieses erst in den vollkommnen Tod, oder den totalen Verlust aller Lebenskraft."[102]

---

[97] ebd., S. 17.
[98] Precht: *Rätsel Mensch*, S. 20.
[99] Rüve: *Scheintod*, S. 51.
[100] ebd., S. 11 und S. 52.
[101] Rüve: *Scheintod*, S. 63f.
[102] Christoph Wilhelm von Hufeland: *Ueber die Ungewißheit des Todes und das einzige untrügliche Mittel sich von seiner Wirklichkeit zu überzeugen, und das Lebendigbegraben unmöglich zu machen nebst der Nachricht von der Errichtung eines Leichenhauses in Weimar*. Weimar 1791. S. 10ff.

Mit der Renaissance und schließlich der Aufklärung bricht nach all der Ungewissheit und den Spekulationen des Mittelalters mit Macht der Wille nach Erkenntnis hervor, doch scheint - trotz all der bahnbrechenden Errungenschaften der Medizin - die Lösung des Problems weiter denn je entfernt.[103] Denn die besprochenen Erkenntnisse bergen enormes soziales Erschütterungspotenzial: Zum einen ist die Gewissheit einer Seele, die nach dem Tod in den Himmel auffährt und die Unsterblichkeit des Menschen sicherte, und der Wiederauferstehung nicht mehr gegeben. Zum anderen war an die Stelle des Todesverständnisses als Durchgangssituation auf dem Weg zum ewigen Heil oder der ewigen Verdammnis die Gewissheit getreten, dass der Tod das absolute Ende sein könnte.[104] Das Wissen um die Existenz einer Seele und ihr Leben im Jenseits sind unwiederbringlich erschüttert.[105] Hier hat die Angst vor dem Scheintod ihre Premiere. Die benötigte neue Sinnstiftung des Todes nach der Erschütterung der heilsgeschichtlichen Erwartung ist nunmehr das Leben selbst, die Umstellung vom Jenseits ins Diesseits.[106] Die Angst vor dem Lebendigbegrabenwerden kann damit zunächst als Angst gesehen werden, das irdische Leben zu verlieren; Aufrufe zur Lebensrettung und Wiederbelebung - wie sich noch zeigen wird, insgesamt Handlungsanweisungen aus der Angst vor dem Scheintod abgeleitet - als Aufwertung eben dessen.[107] Zunächst soll aber noch ein kurzer Blick auf die Vorstellungen vom Tod im Volksglauben geworfen werden, denn auch diese finden ihren Einfluss in die Scheintoddebatte.

**Volkskundliche Vorstellungen vom Tod**
Wie oben festgestellt, konnte bereits die Kirche trotz aller Sozialdisziplinierung nicht alle Mythen aus der vorchristlichen Zeit verbannen oder assimilieren. Und während die aufgeklärte Medizin auf körperlicher Ebene den Tod zu ergründen sucht, gilt im Volksglauben der Vorgang des Sterbens noch immer als Entweichen der unsterblichen Seele aus dem Körper.[108] So zielen die meisten Rituale und Praktiken einerseits darauf, der Seele die Trennung zu erleichtern, auf der anderen Seite aber auch, ihre Rückkehr zu verhindern, beziehungsweise *den Tod* davon abzuhalten, andere Seelen nachzuholen.[109] Dabei ist die Vorstellung, dass die Seele durch die natürlichen Körperöffnungen entweicht, ein allgemein verbreitetes Phänomen und vielerorts haben sich Bestattungspraktiken erhalten, die Augen der Toten mit Münzen zu bedecken und die Kinnlade mit einem Tuch hochzubinden, um ein Öffnen des Mundes zu verhindern.[110] Werden die Riten nicht korrekt vollzogen, droht die Gefahr von

---

[103] Patak: *Die Angst vor dem Scheintod,* S. 29f.
[104] Rüve: *Scheintod,* S. 65.
[105] Rüve: *Scheintod,* S. 65.
[106] ebd.
[107] ebd.
[108] Stoessel: *Scheintod und Todesangst,* S. 97.
[109] ebd., S. 97f.
[110] ebd., S. 98.

Wiedergängern, von Vampiren.[111] Hier werden sich die Phantasien über Scheintod und Vampirismus vermischen.[112] Der Volksglaube hält es für möglich, dass vor allem Verstorbene, die ein ungesühntes Verbrechen hinterlassen haben, zwar tot zu Grabe getragen wurden, aber jede Nacht oder zu bestimmten Tagen, zum Beispiel an Jahrestagen des Verbrechens, sich dem Grabe entheben und in Form einer Fledermaus unschuldigen Schlafenden das Blut aus dem Leibe saugen, sodass diese in Folge dessen ohne jede äußere Ursache blasser und schwächer werden und schließlich versterben.[113] Hegt man diesen Verdacht, wird der Leiche der Kopf abgeschlagen, ein Pfahl in die Brust getrieben oder sie gänzlich verbrannt.[114] Auch wenn man heute allgemein davon ausgeht, der Vampirmythos geht auf sehr alte slawische Quellen zurück, erfahren diese Geschichten interessanterweise erst im Anfang des 18. Jahrhunderts in Westeuropa ein größeres Maß an Erwähnung, also etwa zeitgleich mit der sich verbreitenden Angst vor dem Scheintod.[115]

Auch sogenannte Totenwunder beschäftigen die Menschen zunehmend. Von Phänomenen wie Leichenschmatzen und die scheinbare Fähigkeit der Leichen, ihre Leichentücher oder gar ihre Finger und Arme abzunagen, gar von Sarggeburten wird immer wieder berichtet. Bondeson trägt in seinem Buch "Lebendig begraben" auf über fünfzig Seiten alle möglichen Legenden zusammen, die auf scheinbare Opfer ebendessen hindeuten. Menschen, die nur durch das Auftauchen von Grabräubern aus Gruft oder Sarg gerettet werden können - die Berichte allesamt sehr ähnlich der Legende von der "Frau mit dem Ring"; oder Menschen, für die jede Hilfe zu spät kommt, deren verkrümmte Haltung oder die oben genannten Beobachtungen auf ein zu frühes Begräbnis und einen alsbald unsagbar grausamen Todeskampf deuten.[116] Er stellt fest, dass die Menschen im 16. und 17. Jahrhundert allerdings noch zu sehr in ihrer Welt des Aberglauben verhaftet seien, denn sie interpretierten diese Fälle als wundersame Auferstehung und zögen nicht etwa den Schluss, für tot gehaltene Personen gründlicher zu untersuchen.[117] Noch 1798 stellt Hufeland in "Die Kunst das menschliche Leben zu verlängern" fest, dass

"[...] teuflischer Aberglauben [...] unter dem gemeinen Haufen noch immer mehr, als man denkt, herrsch[t]. Dahin gehört die schändliche Furcht vor dem schimpflichen und unehrlichen, was das Behandeln eines [Ertrunkenen] mit sich führe [...], man dürfe vor Sonnenuntergang einen Ertrunkenen nicht ausfischen, um dem Fischfang kei-

---

[111] ebd.
[112] ebd., S. 99.
[113] Koch: *Lebendig begraben*, S. 89f.
[114] Stoessel: *Scheintod und Todesangst*, S. 99f.
[115] Stoessel: *Scheintod und Todesangst*, S. 100.
[116] vgl. Bondeson: *Lebendig begraben*, zB. Kapitel "Totenwunder" und "Die Frau mit dem Ring und der lüsterne Mönch"
[117] ebd., S. 26f.

nen Schaden zu thun, oder, es müsse mancher Fluß jährlich sein Opfer haben [...]."[118]

Der deutsche Arzt Johann Peter Frank ergänzt in seinen mehrbändigen Schriften "System einer vollständigen medicinischen Polizey" um 1800 mit dem Zitat:

"Es helfe nichts, ob ein Ertrunkener ein paar Stunden eher oder später aus dem Wasser gezogen werde; was sterben soll, sterbe doch, und was leben soll, lebe doch!"[119]

Wasser oder vielmehr Gewässer sind in diesem Zusammenhang grundsätzlich sehr sinnbehaftet. So berichtet Stoessel von dem Brauch in Irland, die Lautstärke der Totenklage zu verdoppeln, wenn der Trauerzug an Flüssen oder sonstigem Gewässer vorbeikommt, um die Wassergeister daran zu hindern, die Seelen der Verstorbenen zu holen.[120] Schon im Alten Griechenland galt es als Grundsatz, sein Spiegelbild im Wasser nicht anzusehen, da es vom Wassergeist unter Wasser gezogen werden könne und der Mensch, nun ohne Seele, umkommen würde.[121] Mit ähnlichem Unbehagen begegnet man auch Spiegeln direkt. Bei Eintritt des Todes werden Türen und Fenster geöffnet, Spiegel sowie alle reflektierenden Gegenstände müssen umgedreht oder abgehangen werden, sodass die Seele ungehindert entschwinden kann.[122] Außerdem heißt es, wenn ein Lebender den Leichnam im Spiegel erblicke, müsse er ihm nachfolgen.[123] Überhaupt gilt es, die Welt der Lebenden streng von der der Toten zu trennen: Alles, was mit einem Toten in Berührung gekommen ist, wird mit einem Tabu belegt.[124] So kommt es eben auch zu dem, was Hufeland beschreibt, nämlich dass die Fischer, statt einem Ertrinkenden schnell zu Hilfe zu eilen und ihn versuchen wiederzubeleben, ihn bis nach Sonnenuntergang im Wasser lassen, um weder sich selbst noch den Fischfang zu verfluchen. Auch Patak bemerkt den Widerspruch von Fortschrittsdenken zum einen und Verharren in alten, Sicherheit gebenden Riten zum anderen.[125] Vielleicht als Reaktion auf den Triumph des Verstandes und des überall aufkommenden Rationalismus habe der Aberglaube einen kaum je dagewesenen Höhepunkt erreicht.[126] Quacksalberei und das "geheimnisvolle Pülverchen" haben ihre Blütezeit, sogar der Aderlass wird noch immer an erster Stelle verordnet.[127] Diese Tatsache ist für Patak für das Problem der Angst vor dem Scheintod von tragender Bedeutung. Er fragt, wie ein solcher Wust an abergläubischen Vor-

---

[118] Christoph Wilhelm von Hufeland: *Die Kunst das menschliche Leben zu verlängern*. Frankfurt und Leipzig 1798, S. 347.
[119] Johann Peter Frank: *System einer vollständigen medicinischen Polizey*. Bd. V. Tübingen 1813. S. 69.
[120] Stoessel: *Scheintod und Todesangst*, S. 101.
[121] ebd.
[122] ebd., S. 100.
[123] ebd.
[124] ebd.
[125] Patak: *Die Angst vor dem Scheintod*, S. 29f.
[126] ebd., S. 30.
[127] ebd.

stellungen, eine Welt voller Hexen, Teufel und Geister, mit einem Schlag durch den nüchternen, alles erklärenden Rationalismus, wie er in der Aufklärung vorherrscht, zum Verschwinden gebracht werden kann?[128] Seine Erklärung:

"Es konnte nur zu einer Verdrängung dieser barocken Gefühlswelt hinunter ins Unbewußte kommen, eine Unterdrückung in andere Bereiche. Von dort tauchte sie aber schlagartig wieder auf, konzentrierte sich wie in einem Brennpunkt auf ein einziges Problem und nahm dadurch Ausmaße an, welche die ganze Bevölkerung erschütterten: dies ist das Problem der nie gelösten, ständig unbemerkt in der Vorstellung schwelenden Frage des Scheintodes. Hier muß der Boden der Realität verlassen werden vor dem intellektuell nicht faßbaren Begriff des Unheimlichen, hier versagt die Verstandeswelt, hier versagt die ganze Aufklärung, und durch dieses Ventil entlädt sich die gesamte, unterdrückte Gefühlswelt. Die ungeheuren Auswirkungen zeugen von dem riesigen Bedürfnis gerade dieser Zeit, das brennende Problem zu lösen."[129]

Auch Stoessel sieht eine Angstverschiebung: Während sich die Medizin für den Scheintod zu interessieren beginne und ihn vom Tod abzugrenzen bemüht sei, gelange auch das ungeklärte Phänomen des Vampirismus verstärkt ins allgemeine Bewusstsein. Bei der scheinbaren Gleichzeitigkeit handele es sich aber im Grunde um ein Nacheinander, denn zum einen versuche die Wissenschaft auch Vampire unter "rationalem" Gesichtspunkt des Scheintodes zu erklären, zum anderen würden gerade die jetzt in Fülle aufkommenden Scheintodfälle im einfachen Volk den Glauben an Vampirismus nähren.[130] Die vereinzelt bekannten Vampirlegenden erführen also genau wie die Legenden über Scheintote in der Mitte des 18. Jahrhunderts eine Aktualisierung. Mit den alten Riten versuche man die Angst vor der Welt der Toten zu bannen, für die gebildeteren Schichten allerdings sei dieser Aberglaube nicht mehr zeitgemäß, da es doch nur diese eine Welt gäbe, die es sich so lange wie möglich zu erhalten gelte.[131] Die Angstverschiebung scheine sich folglich so zu gestalten, dass nicht mehr die Gruppe vor Bösem geschützt werden müsse, sondern das eigene Schicksal gerate in den Fokus der Sorge:

"Das vorherrschende Element ist nicht mehr die Angst vor der Heimsuchung, sondern vor dem Eingeschlossensein. Hier lassen sich Parallelen zu der seit der Renaissance fortschreitenden Individualisierung der Gesellschaft erkennen".[132]

---

[128] ebd.
[129] Patak: *Die Angst vor dem Scheintod*, S. 30.
[130] Stoessel: *Scheintod und Todesangst*, S. 101f.
[131] ebd., S. 102.
[132] ebd., S. 100ff.

## Scheintod und Wiederbelebung

Die Vorstellungen über die Macht der Naturgewalten - vor allem im Bezug auf Gewässer - haben inzwischen ein so irrationales Eigenleben erworben, dass sich die aufgeklärten Bürger der Zeit mit Recht zum Handeln aufgefordert sehen.[133] Daraus erklärt sich wohl auch, dass die ersten organisierten Bemühungen zur Wiederbelebung Scheintoter in wasserreichen Gegenden als Hilfsmaßnahmen für Ertrunkene propagiert werden.[134] Wie unlängst beschrieben, gilt die Rückkehr ins Leben eines vermeintlich Toten als Wunder oder Hexerei. Wenn jemand einmal gestorben ist - er nicht mehr atmet und bestenfalls kein Herzschlag mehr zu spüren ist - dann ist sein Schicksal geschrieben: Es wird erst gar nicht versucht, wiederzubeleben, schließlich gilt mindestens in den niederen Bevölkerungsschichten die jahrhundertealte Vorstellung, einen Toten zu berühren, verunreinige und entehre den Lebenden.[135] Frank beschreibt:

> "Wenn aber so vieler, und noch mehrerer ärztlichen Stimmen ungeachtet, für Scheintodte, von Seiten der Obrigkeiten so wenig geschehen ist; so muß dieses, meines Erachtens, zum Theil dem Abscheue, welchen man allgemein vor Leichen hatte, zugeschrieben werden. Es war dieses Vorurtheil den mehrsten Religionen eingeflochten, welche die Berührung eines Todten für eine wirkliche Verunreinigung der Lebenden erklärten. Man weiß noch, wie viele Hindernisse vormals selbst den Aerzten in Weg geleget wurden, die sich durch die Zergliederung des menschlichen Körpers, welchen sie bis dahin blos aus jener, von Affen und Schweinen kannten, bessere Kenntnisse zu erwerben suchten."[136]

Auch die Mediziner Christian A. Struve (1767 - 1807) und Karl K. Creve (1769 - 1853) beklagen noch um die Jahrhundertwende zum 19. Jahrhundert den leichtfertigen Umgang mit den Toten. Bekümmert äußert sich Struve über die unbeschreibliche Sorglosigkeit, da man unwissende Leichenwäscherinnen und Totenweiber über den Eintritt des Todes entscheiden lasse und Creve kritisiert die Ärzte, die eine Meldung über das Versterben seines Patienten ohne Zweifel hinnähmen und sich ihrer Pflicht enthoben fühlten.[137] Auch Hufeland, der sich immer sehr dem Kampf gegen den Aberglauben verschreibt und es als eine "unglaubliche Stupidität"[138] empfindet, den Verstorbenen so zu begegnen, kritisiert die Totenweiber und ihre Arbeit scharf:

---

[133] ebd., S. 101
[134] ebd.
[135] Patak: *Die Angst vor dem Scheintod*, S. 5f.
[136] Frank: *System einer vollständigen medicinischen Polizey.* Bd. V., S. 21f.
[137] vgl. Christian August Struve: *Der Lebensprüfer, oder Anwendung des von mir erfundenen Galvanodesmus zur Bestimmung des wahren von dem Scheintode, um Lebendigbegraben zu verhüten.* Hannover 1805. S.1ff. und Carl Caspar Creve: *Vom Metallreize, einem neuentdeckten untrüglichen Prüfungsmittel des wahren Todes.* Leipzig und Gera 1796. S. 31.
[138] Hufeland: *Ueber die Ungewißheit des Todes*, S. 33.

"Wie wichtig sollte uns also der kleinste Umstand bey einer Leiche und wie sorgfältig ihre Beobachtung seyn! Aber was thun wir? Wir überlassen dieses ganze so wichtige Geschäfte der dümmsten vorurtheilsvollsten Menschenklasse, den Todtenweibern, die weder Sinn für solche Bemerkungen noch einen Begriff von der Möglichkeit des Wiedererwachens haben, die also selbst, wenn sie feine Lebensspuren bemerken, sie nicht achten und schief auslegen."[139]

Als Beispiel für die fahrlässige Missdeutung der Lebenszeichen nennt Hufeland das plötzliche Aufschlagen der Augen bei vermeintlichen Toten. Auch wenn er rein mechanische Ursachen nicht ausschließe, könne dies eben doch das erste Kennzeichen des wiederkehrenden Lebens sein und anstatt entsprechend Leben erhaltend zu reagieren, sähen die Totenweiber darin nicht mehr als ein schlechtes Omen, "[...] die Vorbedeutung eines baldigen Nachsterbens in der Familie [...]".[140]

"Aber ich weiß nun, daß dieses Phänomen sogar einen eigenen Nahmen, der Todtenblick, unter ihnen bekommen hat; woraus man sieht, daß es gar nicht selten vorkommen muß [...] und wie oft mag nun wohl schon dieser [...] [B]lick unter solchen Händen verkannt, und das arme Leben, das diesen schwachen Schimmer von sich gab, vollends vernichtet worden seyn! - Aber das Vorurtheil geht noch weiter! Nicht genug daß diese Menschen nicht sehen wollen, und bey zu sichtbaren Veränderungen an alles in der Welt eher denken als an die Möglichkeit einer Wiederbelebung; es scheint sogar [...] daß es einige für unerlaubt, und für einen sträflichen Eingriff in die Ordnung der Dinge halten, wenn sichs ein Todter einfallen ließe, wieder lebendig zu werden. [...] für ein Blendwerk des Teufels muß es jene alte Leichenfrau wenigstens genommen haben, die [...] sich rühmte, es habe einst eine Leiche, bey der sie wachte, des Nachts sich aufgerichtet, aber sie habe sie mit den Worten wieder niedergedrückt: "Ey was willst du unter den Lebendigen? Nieder mit dir! Du gehörst nicht mehr zu uns; und die Leiche habe sich nicht weiter geregt. - Hat man sich wohl einen solchen Grad von Aberglauben möglich gedacht, und dürfen wir mit gutem Gewissen unsere Leichen in solchen Händen lassen?"[141]

Erst in der zweiten Hälfte des 18. Jahrhunderts beginnt sich dieser Zustand fast schlagartig mit der Gründung der "Société pour sécourir les noyés, instituée à Amsterdam" (Gesellschaft zur Rettung Ertrunkener mit Sitz in Amsterdam) im Jahre 1767 zu verändern.[142] Weitere Gesellschaften folgen in den nächsten Jahrzehnten in ganz Europa und es erscheint zuneh-

---

[139] ebd., S. 21.
[140] Hufeland: *Ueber die Ungewißheit des Todes*, S. 133.
[141] ebd., S. 33f.
[142] Patak: *Die Angst vor dem Scheintod*, S. 6.

mend Literatur über Mittel und Methoden zur Wiederbelebung.[143] Patak zählt ausführlich auf, wie rasant sich die Bewegung ausbreitet: Innerhalb von zehn Jahren gibt es in Europa praktisch kein Gebiet mehr, wo nicht eine oder gar mehrere Institutionen für Lebensrettung, Depots mit Geräten und Anleitungen für erste Hilfe oder gar ein Regierungsbefehl für obligatorische Hilfeleistung besteht.[144] Ganz offensichtlich besteht ein drängendes Bedürfnis, Verunglückten zu helfen; namentlich Ertrunkene, Erfrorene, Erhängte, Erstickte oder Opfer sonst eines plötzlichen Todes.[145] Da die niederen Schichten allerdings voller Aberglaube und Vorurteile, zeitweise gar von einer geradezu tierischen Stumpfheit befangen sind, ist eine Aufklärung und Belehrung der Bevölkerung notwendig, denn Vorschriften allein würden nichts bewirken können. Vor allem auf das Ausrotten von Vorurteilen wird sich konzentriert, Frank hebt hier lobend Pfarrer Niemeyer und seine Abhandlung "Ueber den Aberglauben bey Ertrunkenen", die er unablässig predige, und Struve hervor, der tausende Tafeln mit Instruktionen für Notfälle installierte.[146] Mit diesen Not- und Hilfstafeln instruiert Struve nicht nur das Volk über die Rettungsmittel bei Scheintod, sondern leistet einen wichtigen Beitrag zur Methodik der hygienischen Aufklärung.[147] Von den rohen und sinnlosen Maßnahmen - hier sind Methoden gemeint, die einen weckenden Schmerzreiz auslösen sollen (Versengen der Haut, Stiche in den Körper, Verletzungen im Schambereich, Schlagen und Walken des ganzen Körpers) - wird zunehmend abgesehen. In der Wiederbelebung Scheintoter werden sie nach und nach durch Methoden verdrängt, die nach der ärztlichen Auffassung der Zeit sinnvoller seien und umfassen vier Punkte: Erstens Zufuhr von Wärme (zum Beispiel durch Einwickeln in Decken und Tücher, dies darf jedoch nur allmählich erfolgen), zweitens Einblasen von Luft (hierzu wird ein doppelläufiger Blasebalg verwendet, falls Hindernisse für die Luftzirkulation bestehen, auch Mund-zu-Mund-Beatmungen sind bereits geläufig), drittens Reizen des Körpers (zunächst verwendet man Tabakrauchklistiere, eingeführt in den Mastdarm, aufgrund deren Nutzlosigkeit wird zunehmend zu Elektrizität gegriffen) und schließlich, viertens, Durchführen von Entleerungen (hier reicht man Klistiere mit verschiedensten Substanzen und Brechmitteln).[148]

In der Einleitung zu Hufelands "Der Scheintod, oder Sammlung der wichtigsten Thatsachen und Bemerkungen darüber in alphabetischer Ordnung" (1808) werden die Erfolge genau beziffert:

"Seit 1774, dem Stiftungsjahre der Humanitäts-Gesellschaft zu London bis zum Jahre 1796, also innerhalb 22 Jahre, sind [...] 2175 Scheintodte (Ertrunkene, Erfrorene, Erhenkte u.) in's Leben zurückgerufen worden. [...] [In] Amsterdam [...] glückte dieß

---

[143] ebd., S. 6f.
[144] ebd., S. 6ff.
[145] ebd., S. 11.
[146] Frank: *System einer vollständigen medicinischen Polizey.* Bd. V., S. 68.
[147] Patak: *Die Angst vor dem Scheintod*, S. 15.
[148] ebd., S. 15f.

menschenfreundliche Geschäft innerhalb der Jahre 1767 bis 1793 bey 990 Schein-todten. Durch die Hamburger Rettungs-Anstalten wurden binnen 5 Jahren 107 verun-glückte Menschen ins Leben zurück gerufen [...]."[149]

Es kommt nicht von ungefähr, dass die gesamte Problematik der Wiederbelebung zunächst vorrangig für Ertrunkene propagiert und die erste Rettungsgesellschaft ausgerechnet in Amsterdam gegründet wird, ertrinken hier in den Kanälen doch jährlich unglaublich viele Menschen.[150] Aber auch für hunderte Hafenstädte und sämtliche seefahrenden Nationen bedeutet das Ertrinken ein Problem ersten Ranges.[151] Das erklärt den (auch politisch) großen Zuspruch und die rasante Ausbreitung der Lebensrettungsgesellschaften. Und mit den zunehmenden, beträchtlichen Erfolgen der Wiederbelebung werden auch andere plötzliche Todesfälle nicht mehr als endgültig angesehen, ein Umstand, der der bereits aufkommenden Angst vor dem Scheintod, beziehungsweise dem Lebendigbegrabenwerden, Nahrung gibt: Zeigt sich doch mehr und mehr, wie Recht die warnenden Stimmen haben müssen, wie übereilt man in der Praxis des Begrabens oftmals gehandelt hat.[152] Und in eben der bereits zitierten Einleitung Hufelands "Der Scheintod" findet Patak den endgültigen Beweis für die Ursache der raschen Ausbreitung:

"[...] diese Geretteten verdanken ihre Rettung großentheils nur ihrer Aufsehen-erregenden [...] Todesart. Aber muß man denn eben ertrinken, erfrieren, erwürgt werden, um wenigstens in großen Städten vor dem schrecklichen Schicksale, lebendig begraben zu werden, gesichert zu seyn? Alles bemühet sich, in jenem [Opfer eines plötzlichen Todes] die vielleicht nur schlummernde Lebenskraft in neue Thätigkeit zu setzen, während daß man diese [nach Krankheit Verstorbene], ohne nur eine Hand anzulegen, für todt hält, und ohne weitere Untersuchung begräbt. Wir würden erstaunen, und unserm Leichtsinne fluchen, wenn wir wüßten, wie manche lebendig auf den Kirchhof gebracht und mit der Erde bedeckt wurden, die zugleich das letzte Verbrechen ihrer Mitmenschen deckt! [...] wie viele Hunderte mordeten wir bis jetzt auch von diesen noch!"[153]

Die beschriebenen intensiven Bemühungen um die Errettung einerseits und die wissenschaftliche Klärung der Fälle andererseits habe ihren tiefen Beweggrund in der Angst dieser Zeit, lebendig begraben zu werden.[154] Wie oben schon ausgeführt, erkennt auch Rüve diese Angst vor dem Scheintod in den Aufrufen zur Lebensrettung und Wiederbelebung, vor allem

---

[149] Christoph Wilhelm von Hufelands: *Der Scheintod, oder Sammlung der wichtigsten Thatsachen und Bemerkungen darüber, in alphabetischer Ordnung*. Berlin 1808. S. 3.
[150] Patak: *Die Angst vor dem Scheintod*, S. 12.
[151] Patak: *Die Angst vor dem Scheintod*, S. 12.
[152] ebd.
[153] Hufeland: *Der Scheintod*, S. 3.
[154] Patak: *Die Angst vor dem Scheintod*, S. 11f.

aber sieht sie eine Aufwertung des Lebens damit einhergehen.[155] Nach dem Zusammenbruch alter Sinnstiftungssysteme werde dem Tod ein neuer Sinn verliehen, der in dieser Aufwertung des irdischen Lebens resultiere:

"Gemeinsam mit den in dieser Zeit entstandenen Schriften wie Hufelands *Makrobiotik und die Kunst, das menschliche Leben zu verlängern* sowie der Einführung der Pockenimpfung verweisen diese Maßnahmen auf die Umstellung der Gesellschaft "vom Jenseits ins Diesseits, aus der Ewigkeit in die Geschichte". Die Angst, dass man aus Todesgefahr nicht mehr rechtzeitig gerettet würde oder dass man durch eine voreilige Beerdigung sein Leben zu früh verlieren könnte, ist vor dem Hintergrund des Verlustes an die Aufstehung und das Ewige Leben zu deuten: Zum Heil wurde nunmehr das Leben selbst."[156]

Rüve deutet hier an, was sich mit der Aufklärung ebenfalls grundlegend ändert: Mit dem Zweifel an ein Jenseits und der Unsterblichkeit der Seele wird die frühere Dreiteilung mit der Erde als Diesseits im Mittelpunkt durch eine neue Dreiteilung ersetzt, in deren Mitte eine ausgedehnte Gegenwart zwischen Vergangenheit und Zukunft steht.[157] Dabei konfrontiert dieses "Geschichtsbild" zwangsläufig den einzelnen Menschen mit zwei jenseits seiner Erfahrung liegenden, aber als Diesseits gedachten Dimensionen: Dem, was vor ihm war und dem, was nach ihm kommen wird.[158] Hans-Georg Soeffner schlussfolgert daraus, dass dieses über den eigenen Tod Hinausdenken und Imaginieren können - denn schließlich habe der Mensch wieder einmal nichts anderes als gesellschaftlich konstruierte Entwürfe und Bilder davon - das menschliche Leben und Denken ausmache.[159] Die innerweltlich orientierten, das Weiterleben nach dem Tod illustrierenden Ablaufs- und Handlungsszenarien treten an die Stelle der Jenseitsmythen; Diesseitszeit und Geschichte(n) an die Stelle kosmischer Räume und Zeiten.[160] In Analogie zu den Gerichts-, Belohnungs- und Bestrafungsinstanzen früherer Jenseitsmythen verlagert sich nun das "Jüngste Gericht" in das Urteil der Nachgeborenen über uns.[161] Umgekehrt gilt, dass bestimmte Tote - seien es Eltern, Freunde, Opfer - für Lebende ein wesentlicher Bestandteil der Persönlichkeit, der Werthaltungen, Träume und Handlungen sind.[162] Dieses Modell des "kommunikativen Überlebens" bedeutet für die Scheintoddebatte, da es keine standardisierte oder verallgemeinerbare Lösung mehr für den Umgang des Einzelnen mit dem eigenen Sterben und dem eigenen Tod bietet, dass es durch Herauslösen des Todesproblems aus übergreifenden Kosmologien und Sinnhorizon-

---

[155] Rüve: *Scheintod*, S. 65.
[156] Rüve: *Scheintod*, S. 65
[157] Soeffner: *Ein Diesseits ohne Jenseits?*, S. 209.
[158] ebd.
[159] ebd.
[160] ebd.
[161] ebd.
[162] ebd., S. 211.

ten das "Sinnproblem" verschärft und die Überlebenden bei deren Umgang mit Sterbenden und Toten in jedem Falle vor eine Situation stellt, die nicht mehr fest in die rituellen Regeln und damit auch den Schutz, den die Religion mit ihren Sterbe- und Todesriten, Priestern und Trostversprechen bereit stellt, eingebettet ist.[163] Zunehmend ersetzen oder ergänzen Ärzte als neue Todesspezialisten der Moderne die Ritual- und Zeremonienmeister des Christentums, dadurch kommt es zu Unsicherheiten, Konkurrenzen und sogar Leerstellen im praktischen wie im rituellen Umgang mit Sterben und Tod.[164] Die Individuen werden nun also in die Pflicht genommen, selbst auszuwählen aus dem Angebot konkurrierender Sinnanbieter oder die Sinnzuschreibung selbst zu leisten und zu legitimieren.[165] Damit einhergehend findet eine Privatisierung des Todes statt und, je stärker diese Individualisierung und Privatisierung empfunden wird, umso stärker kann die Tendenz zu einer Dramatisierung des Sterbens und des Todes ausfallen, wobei die Omnipräsenz der Scheintoddebatte dafür sorgt, dass die Todesthematik und die Unsicherheit im Umgang mit Sterben und Tod nicht vergessen wird.[166] Der Kampf um die Durchsetzung der Wiederbelebungen ist also auch als Kampf ums Überleben allgemein zu verstehen, hinter dem die Frage nach dem Sinn des Todes zurücktritt, die wiederum immer ein Interaktions-, Kommunikations- und Kooperationsprodukt ist.[167]

Patak macht noch einen weiteren Grund aus, der seiner Meinung nach zu dem umfassenden Erfolg der Wiederbelebungsbewegung, vor allem auf politischer und, damit einhergehend, legislatorischer Ebene führt. In der zweiten Hälfte des 18. Jahrhunderts herrscht in den meisten Ländern Europas der aufgeklärte Absolutismus, uneingeschränkte Adelsgewalt bleibt oberstes Staatsprinzip, neu ist jedoch die Sorge der Regierenden um das Los ihrer Untertanen.[168] Patak leitet - unter anderem über die Theorien Christian Wolffs (1679 - 1754) und Gottfried Wilhelm Leibniz' (1646 - 1716) - her, dass die Unterstützung einer umfassenden Lebensrettung nicht nur auf philanthropische Einstellungen, sondern auch auf merkantilistische zurückzuführen sei.[169] Es ginge im Zuge des Kameralismus den Fürsten um das Verhindern von unnötiger Verschwendung von "Menschenmaterial", auf dem ihr Reichtum und ihre Macht fuße, und er schlussfolgert, dass alle gesundheitspolitischen Forderungen jener Epoche, die in der (modern ausgedrückt) Schock- und Kollapsbekämpfung, beziehungsweise Wiederbelebung Scheintoter, gipfelte, auf Bevölkerungsvermehrung, Sicherheit des Lebens und der Wohlfahrt der Untertanen hinauslaufe.[170]

---

[163] ebd., S. 211f.
[164] ebd., S. 212.
[165] Soeffner: *Ein Diesseits ohne Jenseits?*, S. 212.
[166] ebd., S. 212f.
[167] ebd., S. 213f.
[168] Patak: *Die Angst vor dem Scheintod*, S. 60.
[169] ebd., S. 60f.
[170] ebd.

## Alte Autoritäten und neue Erzählformen

Der dänische Anatom Jacques-Bénigne Winslow (1669 - 1760) veröffentlicht 1740 seine Dissertation "Morte incertae signa" ("Des Todes unsichere Zeichen") und erschreckt mit der Erkenntnis: Die Todeszeichen, auf die sich die Ärzte seit Jahrhunderten verließen, seien trügerisch, daher seien alle Menschen im hohen Maße der Gefahr ausgesetzt, lebendig begraben zu werden.[171] Er führt an, dass einzig die einsetzende Verwesung das untrügliche Zeichen des Todes sei, und beweist dies mit vielen lebend Begrabenen oder scheintot Sezierten der Geschichte.[172] Seines Erachtens solle der vermeintliche Leichnam zunächst mit allerlei (zum Teil barbarischen) Maßnahmen behandelt werden, um ihn wiederzubeleben; erst bei Erscheinen von Totenflecken und dem Einsetzen der Verwesung solle mit der Bestattung begonnen werden.[173] Trotz aufrüttelnden Inhaltes gelangt seine Dissertation erst mit der Übersetzung des französischen Arztes Jean-Jacques Bruhier d'Ablaincourt (1685 - 1756) zu so großem Ruhm, dass sie weitreichenden Einfluss auf die europäische Kultur haben wird.[174] Zu der Original-Doktorarbeit fügt dieser unzählige Fallbeispiele von Scheintoten hinzu und fordert vehement eine Bestattungsreform, nämlich vermeintlich Verstorbene so lange in Leichenhäusern aufzubahren, bis die Verwesung einsetzt.[175] Bruhiers Buch über die Unsicherheit des Todes unter dem Titel "Dissertation sur l'Incertitude des Signes de la Mort et l'Abus des Enterremens & Embaumemens Précipités" löst eine Debatte in Frankreich aus, die in verschiedene westeuropäische Länder übersetzt wird und medialer Bezugspunkt ist; die Veröffentlichung 1742 in Paris ist also als Ausgangspunkt der Debatte zu sehen.[176] In der Aufklärung findet eine Medienrevolution statt: In Zeitschriften und Leserbriefen kommunizieren Schriftsteller, Gelehrte und Interessierte miteinander, hier wird die Debatte um den Scheintod und allen Zweigthemen ausgetragen.[177] Die von dem Historiker Philippe Ariès konstatierten zwei Wellen von Publikationen über den Scheintod in Frankreich - den ersten Schub um 1740, den zweiten um 1770/1780[178] - werden von Deutschland sehr ähnlich übernommen, finden aber zeitlich versetzt statt.[179] Um 1750 erkennt Rüve die erste Welle, hier wird die Diskussion aus der französischen Gelehrtenöffentlichkeit übernommen.[180] In den 1790er Jahren erreicht die Debatte schließlich ihren Höhepunkt, sie bezieht ihre Dynamik stärker aus den unlängst beschriebenen politisch-strukturellen Veränderungen und dem Engagement einzelner Ärzte, zu nennen ist hier vor allem Hufeland.[181] Etwa um 1820 ebbt die Welle schließlich endgültig ab, mögliche Ursachen werden noch zu klären sein, aber es ist

---

[171] Bondeson: *Lebendig begraben*, S. 59.
[172] Bondeson: *Lebendig begraben*, S. 59ff.
[173] ebd., S. 61f.
[174] ebd., S. 64.
[175] ebd., S. 68ff.
[176] Rüve: *Scheintod*, S. 102.
[177] ebd., S. 102f.
[178] Philippe Ariès: *Geschichte des Todes*. Dtv, München 1982. S. 512.
[179] Rüve: *Scheintod*, S. 107.
[180] ebd., S. 108f.
[181] ebd.

damit bereits zu erkennen, dass die Angst vor dem Scheintod als zeitspezifisch zu sehen sein wird.

Anders als Bondeson, Patak oder Stoessel sieht Rüve in der Scheintoddebatte kein Anknüpfen an volkstümliche Ängste, sie argumentiert umgekehrt, sieht die Debatte als Reaktion auf das radikal neue Verständnis des Todes.[182] Sie geht davon aus, dass die Debatte mit der Suche nach einer empirischen Lösung für das Problem des Verlustes der alten Seelenvorstellung und dem Tod als Moment in Verbindung steht,[183] im Zentrum der Diskussion um den Scheintod steht nämlich eine massive Verunsicherung im Bezug auf die sicher geglaubten Todeszeichen. Mit Rüve kann man also schlussfolgern, dass die Akteure versuchen, mit der intensiven Beschäftigung mit dem auf den Körper bezogenen Wesen von Leben und Tod und dem Übergang vom einen zum anderen das nun Uneindeutige wieder in eine Eindeutigkeit zu überführen. Dabei wird die Presse der Aufklärung zum Hauptaustragungsort, zudem entwickelt sich durch die Vielzahl der Beiträge eine Dynamik, die der Furcht eine besondere Intensität verleiht.[184]

Winslow bietet ein erstes konkretes Angebot zum Umgang mit der Frage, wann im Körper noch Leben ist und wann nicht, den Zweifel will er als medizinisches Problem von seinen Kollegen anerkannt wissen.[185] Bruhiers Anliegen war eher pragmatischer Natur, er will das Aufbahren bis zum Einsetzen der Verwesung popularisieren und flächendeckend umgesetzt wissen.[186] Bereits bei der ersten Neuauflage 1749 - nun über 500 Seiten stark - wird Winslow als Verfasser nicht mehr genannt.[187] Bruhiers Buch entsteht und verbreitet sich zunächst im Kontext der seit der zweiten Hälfte des 17. Jahrhunderts in London, Paris, Berlin und St. Petersburg gegründeten Akademien der Wissenschaften und ihrer publizistischen Netzwerke, doch durch Bruhiers breitgefächerte Veröffentlichungsstrategie - so sendet er sein Buch auch an verschiedene staatliche Stellen, ebenso an auswärtige Institute und Höfe - verlässt die Problematik der unsicheren Todeszeichen die wissenschaftlichen Institutionen und wird einem breiten Publikum zugänglich gemacht.[188] Alsbald entsteht eine angeregte Diskussion in der Presse und eine Reihe von Ärzten in ganz Europa versuchen, die Gedanken von Bruhier und anderen aufgreifend, die Gefahr des Lebendigbegrabenwerdens ihrerseits in Monografien zu popularisieren.[189] Diese Bücher sind nach einem ähnlichen Muster aufgebaut: Die Wichtigkeit des Themas wird mit Verweisen auf berühmte zeitgenössische Ärzte dargestellt, dem folgend werden eine Reihe von Fällen aufgezählt, um das Anliegen zu beweisen, schlussendlich werden praktische Abkehrmaßnahmen propagiert und Gesetze

---

[182] vgl. Rüve: *Scheintod*, S. 109f.
[183] Rüve: *Scheintod*, S. 58f.
[184] ebd., S. 100.
[185] ebd., S. 100f.
[186] ebd., S. 102.
[187] Bondeson: *Lebendig begraben*, S. 69f.
[188] Rüve: *Scheintod*, S. 102f.
[189] ebd., S. 103ff.

gegen ein zu frühes Begräbnis vorgeschlagen.[190] Wie zuvor beschrieben, argumentiert Rüve nicht, anders als zum Beispiel Bondeson und Patak, dass das, was ohnehin stets zu den gesellschaftlichen Ängsten gehöre, lediglich einen Popularisator wie Bruhier benötige.[191] Sekundärliteratur die so argumentiere, lege die Annahme zugrunde, dass es sich beim Scheintod um eine in der kollektiven Erinnerung verankerte Angst handele, für die es eine reale Grundlage gäbe, die erst in die Sprache und Praktiken der Wissenschaft überführt werden müsse, um öffentlichkeitswirksam zu werden.[192] Dieses Argument stütze sich auf die zahlreichen, in den Quellen befindlichen Fallbeispiele, mit denen belegt werde, dass Menschen irrtümlich zu früh begraben wurden.[193] Rüve allerdings setzt in ihrer Argumentation anders an: Das Verwenden bereits existierender Fallgeschichten verweise auf das neue Verständnis von Leben und Tod und solle Wahrheit und Plausibilität für das Anliegen herstellen.[194]

"Denn in der frühneuzeitlichen Wissenschaft galten diese Kasuistiken [Einzelfälle], in denen Faktoren wie Zeit und Raum, die Form der mündlichen Überlieferung oder des selbst Erlebten für die Glaubwürdigkeit der Fälle keine Rolle spielten, als gültige Wissensform. In einer Gesellschaft, in der die Autorität der Alten einen so hohen Stellenwert besaß und erst allmählich durch Kriterien, wie experimentell hergestellter Objektivität unterminiert wurde, hatten diese Erzählungen ihren quasi selbstverständlich autoritativen Platz. Deshalb konnten sie für die Popularisierung des Anliegens eingesetzt werden."[195]

Bruhiers "Dissertation" ist eine Sammlung zahlreicher Scheintod-Einzelfälle, Überlieferungen, denen durch die Weitergabe von ausgewiesenen Autoritäten, wie medizinischen Gelehrten, oder durch Tradierung Glaubwürdigkeit zugemessen wird.[196] Unter anderem durch Berufung auf Platon verlegt Bruhier das Problem zurück in die Antike und erweckt so den Eindruck, Scheintod-Fälle hätte es zu allen Zeiten gegeben.[197] Rüve zeigt in einer handvoll Beispielen eindrücklich auf, dass die tradierten Geschichten vom Scheintod nun allerdings aus dem ursprünglichen Kontext gerissen und instrumentalisiert werden, um die Öffentlichkeit aufzurütteln und gegen ein übereiltes Begräbnis zu mobilisieren. Zur Veranschaulichung soll ein Beispiel reichen: Bruhier führt Platons Bericht in seinem 10. Buch seiner "Politeia" über einen Soldaten auf, der in einer Schlacht gefallen war. Nachdem die Leichname um ihn bereits verwesen, wird er unversehrt aufgefunden, nach Hause gebracht und, zwölf Tage nach sei-

---

[190] ebd., S. 108.
[191] vgl. Bondeson: *Lebendig begraben*, S. 17ff. und Patak: *Die Angst vor dem Scheintod*, S. 26ff.
[192] Rüve: *Scheintod*, S. 109f.
[193] ebd., S. 110.
[194] ebd.
[195] ebd.
[196] ebd., S. 110f.
[197] ebd.

nem vermeintlichen Tod, erwacht er wieder - ausgerechnet im Augenblick seiner Bestattung auf dem Scheiterhaufen.[198] Während Bruhier diese Erzählung nun als Beweis für die Gefahr des Lebendigbegrabenwerdens anführt, ist dies gar nicht Kern der Erzählung: Nach seinem Erwachen berichtet der Soldat über die zu erwartenden Strafen und Belohnungen im Jenseits. Platon problematisiert den Scheintod also gar nicht, ihm geht es um eine moralische Aussage, um Fragen der Lebensführung und des tugendhaften Verhaltens gegenüber den Göttern.[199] Grundsätzlich kann Rüve vor allem die aus dem Mittelalter und der frühen Neuzeit übernommenen Geschichten, Sagen und Legenden dementsprechend typisieren und kategorisieren. Hier wird aus unterschiedlichen Gründen lebendig begraben, aber immer zum Zwecke der zeittypischen moralischen und tugendhaften Erziehung: Die Geschichten handeln von verwerflichem Handeln wie List und Täuschung, oder problematisieren die Folgen von menschlichen Irrtümern.[200] Sie transportieren aber nicht die individuelle Angst und den Schrecken, die den Geschichten vom Scheintod um 1800 eigen sind.[201] Sie werden also von Bruhier, Hufeland und deren Gewährsmännern nicht als nüchterne und sachliche Wissensvermittlung herangezogen, sondern sind emotional aufgeladen, um nachhaltig Angst zu schüren und Empathie hervorzurufen. Denn im Falle des Scheintodes sollen die Geschichten strategisch so eingesetzt werden, dass sie die Angst popularisieren und auf den Missstand der Beerdigungspraktiken hinweisen: Erst mit dem Einsetzen der Verwesung sollen Beerdigungen angesetzt werden.[202] Rüve folgert schlussendlich richtig, dass mit dieser Perspektive die auch hier eingangs gestellte Frage, ob zur Zeit der Aufklärung Menschen wirklich häufiger als zu anderen Zeiten zu früh bestattet wurden, an Bedeutung verliere.[203]

In den Erzählungen über den Scheintod und das Lebendigbegrabenwerden gibt es drei narrative Motive: Die Rettung - meist durch das zufällige Verschieben der Beerdigung; das Wiederaufwachen - meist durch bestimmte Geräusche oder Grabräuber; und die Entdeckung der nun wirklich unter schlimmsten Grauen Verstorbenen - meist nach dem Vernehmen von Klopfgeräuschen oder Stimmen und nicht sofort erfolgter Rettung aufgrund von Aberglauben. Zum großen Teil wird sich auf die neutrale Erzählperspektive begrenzt und der Scheintod wird im Nachhinein rekonstruiert, als Fazit des Geschehenen. In der starken Literarisierung erkennt Rüve strukturelle Ähnlichkeit zu einer Erzählform einer literarischen Gattung, die erst am Ende des 18. Jahrhunderts entstanden ist: Die Novelle.[204] Sie bietet sich schon deswegen an, da sie ihrem Wesen nach kurz ist und sich somit ideal für die Veröffentlichung in Zeitschriften eignet.[205] Ähnlich dem Aufbau einer Novelle beginnen die Fallge-

---

[198] vgl. Platon: *Politeia (der Staat)*, Zehntes Buch.
[199] Rüve: *Scheintod*, S. 111.
[200] ebd., S. 111f.
[201] ebd.
[202] ebd., S. 112.
[203] ebd.
[204] ebd., S. 115.
[205] ebd.

schichten direkt mit dem Kern des Geschehens: *Pater Calmet erzählt von einer Frau, [...] die 36 Stunden lang, ohne das geringste Kennzeichen des Lebens, da gelegen, und von jedermann für todt gehalten worden sey.* Dann wird strategisch auf einen Wendepunkt zugesteuert: *Man wollte sie begraben, aber ihr Mann setzte sich dawider und als sie nach 36 Stunden wieder zu sich selbst kam, erzählte sie, sie habe alles, was man um sie und neben ihr gesprochen habe, gehört und verstanden.* Und die Fälle enden mit einem Höhepunkt: *Sie wisse sehr wohl, daß man sie habe begraben wollen; daß [...] sie sich nicht habe rühren können, und daß sie ohne den geringsten Widerstand alles mit sich würde haben machen lassen müssen.*[206] Oder: Eine Frau verstirbt hochschwanger und wird bestattet. Im Grab erwacht sie nicht nur wieder, sondern bringt überdies ein gesundes Kind zur Welt. Nach neun Wochen werden beide endlich gerettet.[207] Oder:

> "So wurde 1558 während der Pest in Bourgogne eine Frau, die man todt glaubte, in eine große Grube, wo viele Leichen beysammen waren, hineingeworfen. Nach vier und zwanzig Stunden kam sie wieder zu sich, konnte sich aber durch die Last der Körper, womit sie bedeckt war, unmöglich durcharbeiten. Nachdem sie diesem Zustande vier Tage zugebracht hatte, wurde sie von dem Todtengräber gerettet."[208]

Auf den heutigen Leser mögen die Fallgeschichten obskur wirken, ihre Übertriebenheit, gar Unwahrheit ist klar erkennbar. Aber für das Publikum am Ende des 18. Jahrhunderts gelten noch die alten Autoritäten und deren Wort. Sicherlich auch die Masse der Geschichten (die nach heutigen Maßstäben ebenfalls stutzig machen könnte) und die erfolgreichen Wiederbelebungen Ertrunkener und anderer Unglücksopfer begründen Plausibilität und Wahrheit. Die Aufmerksamkeit ist Bruhier und Hufeland durch ihre Erzählstrategien, die den zeitgemäßen Formen entsprechen, gewiss.[209] Patak merkt jedoch kritisch an, dass es mehr brauche als ein populärer Stil und eine eindringliche, mitreißende Schreibweise.[210] Er stellt fest, dass wegen der Gedanken der Freiheit, der Bedeutung und des Wertes eines Menschen der Begriff der Philanthropie an Kraft gewinne.[211] Außerdem erhalte man durch die Fortschritte der Wissenschaft immer mehr Einblick in das Wesen der Dinge und stelle fest, dass es außer der eigenen Persönlichkeit auch die des Mitmenschen gäbe.[212] Dieser werde erst jetzt zum eigentlichen Mit-Menschen im buchstäblichen Sinne, habe er doch die gleichen Probleme und Ängste, so komme es zur Identifikation mit anderen Menschen und nur so sei es nämlich möglich, dass plötzlich die ganze, während der Jahrhunderte verdrängten Problematik des

---

[206] vgl. Rüve: *Scheintod*, S. 115, "Calmers Scheintodte Frau" in: Hufeland: *Der Scheintod*, S. 28.
[207] Zitiert nach Rüve: *Scheintod*, S. 114.
[208] Hufeland: *Der Scheintod*, "Bourgogne's an der Pest verstorbene Frau", S. 20f.
[209] Rüve: *Scheintod*, S. 115.
[210] Patak: *Die Angst vor dem Scheintod*, S. 37.
[211] ebd., S. 39.
[212] ebd.

Scheintodes offen zutage trete, geht Patak doch davon aus, dass die Angst vor dem Scheintod immer schon existierte.[213] Die Angst des Publikums, lebend begraben zu werden, sieht Patak direkt in Verbindung zu der Einstellung des aufgeklärten Menschen: Den schnellen Tod kann er durchaus akzeptieren, ist das Ende des Lebens doch unvermeidlich, aber in einem dunklen Grab qualvoll zu ersticken, ist für ihn das absolut Schrecklichste.[214] Der sich eben aus dem Dunkel des Mittelalters erhobene und dem Licht des Wissens entgegenschreitende, vernunftbegabte und autonom handelnde Aufklärer will nicht in der undurchdringlichen Dunkelheit und Enge eines Grabes enden, kann das Ausgeliefertsein und den Kontrollverlust über das eigene Leben nicht akzeptieren. Und diese Panik verbindet sich schließlich mit dem Anliegen der philanthropischen Ärzte, den betroffenen Menschen vor einer solchen Grausamkeit zu bewahren.[215]

### Die Kennzeichen des Todes und ärztliche Professionalisierungsbestrebungen

Es hat sich gezeigt, dass mit Säkularisierung und Aufklärung eine Wandlung der Definition des Todes stattfindet: Der Tod als Moment, in dem die Seele den Körper verlässt, gilt nicht mehr. Definiert man den Tod nun als Prozess, entstehen Schwierigkeiten in seiner eindeutigen Lesbarkeit. Hufeland beschreibt einen Mittelzustand zwischen Leben und Tod, der sich äußerlich nicht vom Tod unterscheiden lässt, dennoch heilbar ist - insofern man ihn als solchen erkennt. Damit beginnt ein in Frage stellen der Grenze zwischen Leben und Tod, geraten alle bis dahin als sicher geltenden Todesanzeichen ins Wanken, der Tod erlebt eine ungekannte Deutungskrise. Kurzerhand verwirft Hufeland alle gängigen Kennzeichen des Todes und erklärt nur die einsetzende Verwesung als einzig zuverlässiges. Auch hier zeigt sich, dass die Angst vor dem Scheintod keine immer schon schwelende oder existente Grundangst sein kann, vielmehr reagieren Hufeland, Frank und ihre Geistesbrüder Winslow und Bruhier auf ein radikal neues Verständnis vom Tod.[216] Da eine starke Verunsicherung über die Grenze zwischen Leben und Tod entstanden ist, erweist sich das Lesen der Zeichen als unbedingt notwendig, doch zeigen sich diese nun als nicht mehr eindeutig. Diese Verwirrung spricht unüberhörbar aus den Fallgeschichten.

Um dem Problem beizukommen, muss man die *Wahrheit* finden, sich Gewissheit verschaffen.[217] Kontrovers argumentieren latrophysiker bzw. -mechaniker und Vitalisten. Allen ist die Annahme eines stufenweisen Todes gemein, allerdings werden die Stadien unterschiedlich definiert.[218] Erstere betrachten in der Nachfolge Descartes den menschlichen Or-

---

[213] ebd.
[214] Patak: *Die Angst vor dem Scheintod*, S. 56f.
[215] Schott: *Der Leichnam in medizinhistorischer Sicht*, S. 50f.
[216] Rüve: *Scheintod*, S. 110.
[217] Stoessel: *Scheintod und Todesangst*, S. 32.
[218] ebd.

ganismus rein materialistisch.[219] Nicht erst mit den Erfolgen bei der Wiederbelebung Ertrunkener setzen Zweifel ein, lassen sich doch mit dem mechanistischen Menschenbild Leben und Tod nicht vollkommen erklären.[220] Im Gegensatz dazu vertreten die Vitalisten die Ansicht, dass die Lebenskraft leitendes Prinzip ist.[221] Der Vitalist Hufeland beschreibt drei Grade des Todes: Zu Beginn wohnt dem Menschen noch Lebenskraft inne, bei richtiger Behandlung ist eine Wiederbelebung möglich. Erst mit dem dritten und letzten Zustand ist der Tod vollkommen eingetreten, jede Lebenskraft ist verloren und die Fäulnis setzt ein. Problematisch erweisen sich die physischen Veränderungen nach dem Tod nunmehr, da mit dem Scheintod ein Zustand eintrete, der äußerlich genau diese Veränderungen aufweise. Sicher sei nur, wer aufgrund von Alter oder Krankheit sterbe, denn dieser Tod sei Resultat von natürlichem Verfall, wodurch sich die Lebenskraft vollkommen zurückziehe.[222] In den Fallgeschichten werden unzählige Beispiele aufgeführt, in denen Betroffene in eine Starre verfallen, blass und kalt werden und weder Atmung noch Puls nachweisbar ist. Bei "Calmers Scheintodte Frau" war es genauso. Die Frau fiel über Tage in eine starke Starre, war bei vollem Bewusstsein aber unfähig, sich in irgendeiner Weise zu bewegen oder sonst wie bemerkbar zu machen. Wer nun in diesem Zustand fälschlicherweise als verstorben gilt und umgehend bestattet wird, erlebt nach seinem Wiedererwachen das absolute Grauen, wohl ohne jede Hoffnung auf Rettung und den schlimmsten aller Tode sterbend. In "Über die Ungewissheit des Todes" beschreibt Hufeland in einem Fall einer zur Hysterie neigenden Frau, die sich im sechsten Monat ihrer Schwangerschaft so sehr erschreckt, dass sie schlimmste Krämpfe bekommt und schließlich verstirbt. Die schnell herbeigeeilten Ärzte "[...] konnten nicht anders als ihren Tod für gewiß halten. Nicht die mindeste Bewegung; keine Spur vom Pulsschlag oder Athmholen, die stärksten Erweckungsmittel, die man anwendete, ohne allen Eindruck".[223] Auf das Eindringlichste führt Hufeland aus, wie der armen Frau zugesetzt wird, nachdem die erfahrenen Ärzte nach dem Abziehen eines Blasenpflasters und damit der Haut am Zeh eine minimale Regung am Mund der Verstorbenen wahrnehmen:

> "Man fieng an die empfindlichen Theile zu reizen, man gebrauchte die eindringendsten Mittel, selbst das glühende Eisen, und es war kein Theil, dem man nicht durch Stechen, Brennen und andere Reizungen aufs stärkste zugesetzt hätte. Alles umsonst, sie blieb todt, und doch wagte man nicht, im Vertrauen auf die obige kleine Lebensspur, sie zu begraben."[224]

---

[219] ebd., S. 35.
[220] ebd., S. 31.
[221] ebd., S. 36.
[222] Hufeland: *Ueber die Ungewißheit des Todes*, S. 16.
[223] ebd., S. 19ff.
[224] ebd.

Wenn man die "Behandlung" der Patientin außer Acht lässt, kann sie doch von Glück reden, denn nach sechs Tagen mit "[...] allen Zeichen des Todes, eine kleine Wärme in der Gegend des Herzens ausgenommen", erwacht sie plötzlich wieder und gesundet vollständig.[225] Hufeland resümiert:

> "Hier waren also ein kleiner Zug des Mundes, ein Überrest von Wärme in der Herzgrube hinlängliche Beweise des noch vorhandenen Lebens. Wie wichtig sollte uns also der kleinste Umstand bey einer Leiche und wie sorgfältig ihre Beobachtung seyn!"[226]

Inzwischen sind es nicht mehr nur Unglücksfälle, die Scheintodproblematik wird auf verschiedene Krankheitsbilder ausgedehnt, die seit langem beschrieben waren und einen dem Tode ähnlichen Zustand hervorrufen können: Bei Katalepsie, Synkopen, Trancezuständen und Ohnmachtsanfällen - vor allem in der Schwangerschaft - wird vor voreiligen Maßnahmen gewarnt.[227] Mit der Zeit aber reicht auch das nicht mehr aus, selbst jeder Tod im eigenen Bett wird in Zweifel gezogen.[228] Vor allem, wenn die Motive von Angehörigen und Ärzten, eine Beerdigung sehr rasch anzuberaumen, fragwürdig erscheinen, wird jeder Tod angezweifelt. Patak will ein Aufeinanderprallen zweier charakteristischer Strömungen der Epoche ausmachen: Die philanthropische Richtung, das verfeinerte Empfinden und die stumpfe, tierische Rohheit der breiten Masse, wo nicht restlos Gesunde auf völlige Ablehnung stoßen, wo Rücksicht und Mitgefühl für Leidende völlig unbekannt seien.[229] Es wurde oben bereits von dem Totenweib berichtet, das einen wieder ins Leben Zurückgekehrten am Aufstehen hinderte. In der Schilderung wird jedoch nicht genau benannt, was sie unternimmt, um ihn endgültig ins Reich der Toten zu schicken. Frank kritisiert alte Bräuche, zum Beispiel Sterbenden das Kissen wegzuziehen und sie mit dem Hinterkopf aufschlagen zu lassen, und spricht in diesem Zusammenhang von einem "[...] übel verstandene[m] Mitleid gegen sterbende Menschen, oder auch wohl öfters eine boshafte Sehnsucht nach ihrem baldigen Tode [...]".[230] Schlimmer noch:

> "Noch fürchterlicher in ihren Wirkungen muß nothwendiger Weise die unselige Gewohnheit seyn, die [...] den Anwesenden eines zu langsamen, oder zu schmerzhaften Todes zu sterben scheinen, aus ihrem Bette hervor zu ziehen um solche auf einen Strohsack oder Leichenbret, manchmal auch nur auf die bloße Erde, eines oft kalten Zimmers, auszustrecken. [...] in allen Gegenden herrschet noch, besonders unter

---

[225] ebd.
[226] Hufeland: *Ueber die Ungewißheit des Todes*, S. 21.
[227] Stoessel: *Scheintod und Todesangst*, S. 31f.
[228] ebd., S. 32.
[229] Patak: *Die Angst vor dem Scheintod*, S. 41.
[230] Johann Peter Frank: *System einer vollständigen medicinischen Polizey. Vierter Band.* Wien 1790, S. 593f.

dem gemeinen Volke, dieser mörderische Gebrauch. Man hat sogar gesehen, daß dergleichen langsamer sterbenden Menschen von dienstfertigen Mütterchen, unter dem Anscheine, als trockneten sie ihnen das Angesicht ab, unvermerkt Nase und Mund zugehalten worden [...]."[231]

Dass diese Sterbehilfe - ob nun aus Barmherzigkeit oder um sich einer Last zu entledigen - häufiger vorkommen muss, beweist ein Gesetz von 1777, das es unter Strafe stellt, Nasenlöcher oder Mund auf irgendeine Weise zuzustopfen.[232] Es zeigt sich, dass es durchaus auch eine strafrechtliche Komponente am Scheintod geben kann, nämlich dann, wenn er dazu genutzt wird, aus welchem Grund auch immer unliebsame Verwandte endlich loszuwerden. Zum Erleichtern des Sterbens sagt Hufeland:

"Wie viele arme Kranke mögen durch diesen barbarischen Gebrauch jährlich von ihren unverständigen Freunden gemordet werden! Freilich wird das Sterben erleichtert, denn mancher, der noch durch ein erhabnes Lager, und durch medizinische Hülfe hätte gerettet werden können, muß, ohne daß man es ahndet, ersticken."[233]

Die Gesetze zum Verhindern des vorzeitigen Todes gibt es, jedoch werden sie in der Bevölkerung wenig bis gar nicht beachtet. Rüve argumentiert mit Schlumbohm, dass, neben praktischen Durchsetzungsschwierigkeiten aufgrund von zu wenig Personal und Behörden, die soziale Ordnung in der Vormoderne nicht über Gesetze hergestellt worden sei.[234] Die Gesetzgebung könne in erster Linie als Selbstdarstellung des frühneuzeitlichen Staates interpretiert werden und, wie bereits herausgearbeitet, reguliert sich das soziale Verhalten der Menschen durch eingeübte tradierte Praktiken und Normen.[235] Die Existenz der Gesetze weist jedoch darauf hin, dass das neue wissenschaftliche Wissen bei den staatlichen Eliten angekommen ist und sich dort die Bereitschaft zeigt, dieses auch anzuwenden und weiter zu verbreiten.[236]

Da der Tod nunmehr als physiologischer Prozess betrachtet wird und theoretisch begründet werden kann, können die Ärzte Professionalisierungsansprüche anmelden.[237] Bis dahin war die Todesfeststellung keine dem Arzt zugeordnete Aufgabe. Es wurde bereits ausgeführt, dass man sich auf den Moment des Todes vorbereiten musste, diese Sorge um das Seelenheil fiel untrennbar mit dem Tod zusammen und unterlag deshalb dem Aufgabenbereich der Geistlichen.[238] Die Zuverlässigkeit der Todesfeststellung ergibt sich inzwischen

---

[231] ebd., S. 395f.
[232] Frank: *System einer vollständigen medicinischen Polizey*. Band IV, S. 395f.
[233] Hufeland: *Der Scheintod*, S. 102.
[234] Rüve: *Scheintod*, S. 145.
[235] ebd.
[236] ebd., S. 146.
[237] ebd.
[238] ebd., S. 128.

aber aus der genauen Lektüre der Zeichen, der Beobachtung der Körpervorgänge, und die Ärzte verwenden viel Zeit darauf, die Effekte des Todes auf den Körper zu untersuchen.[239] So beanspruchen akademisch ausgebildete Ärzte alsbald, nämlich am Ende des 18. Jahrhunderts, die Entscheidungskompetenz Tod und Todesursache festzustellen.[240] Nicht mehr nur das Heilen von Krankheiten sondern auch der Tod werden Inhalt der Medizin, was sich dadurch zeigt, dass es vor allem Ärzte sind, die die Debatte um den Scheintod tragen. Jedoch entsprechen sich Anspruch und Wirklichkeit nicht, da auch hier die Menschen auf die medizinischen Angebote vor Ort zurückgreifen, die ihnen nicht so fremd sind wie die akademische Medizin.[241] Noch immer gibt es eine große Spannung zwischen religiöser und weltlicher Deutung. Somit erheben die Ärzte zwar den Anspruch der Professionalisierung und werden darin durch Gesetze unterstützt, aber der Lebensalltag zwingt sie, die alten, mit dem Tod und Sterben befassten Berufsgruppen, wie Geistliche und Totenweiber, mit einzubinden.[242] So werden zum Beispiel Wundärzte und Geistliche in den Todeskriterien und Erste-Hilfe-Maßnahmen unterrichtet.[243] Für Hufeland ist damit die Gefahr, lebend begraben zu werden, nicht gebannt. Die Hauptgefahr besteht für ihn durch das Bestattungswesen, so schreibt er:

"Viele werden unwissend die Mörder ihrer besten Freunde, indem sie zu sehr eilen, dieselben, sobald sie ihrer Meinung nach todt sind, sogleich aus dem Bette zu schaffen [...] gewöhnlich in die Scheune, oder in eine kalte Kammer [...]. Daß aber das allzufrühe und schnelle Entfernen vom Krankenlager an einen kalten Ort vielen das Leben vollends raubt, die sich vielleicht, wenn sie mehrere Stunden in ihrem warmen Bette geblieben wären, und man noch die Hülfe des Arztes gesucht hätte, wieder würden erholt haben, das ist außer allem Zweifel. O, ihr Prediger, habt so viel Menschlichkeit, und eifert gegen diese die Menschen mordende Gewohnheit! Haben unsre verstorbenen Freunde nicht so viel an uns verdient, daß wir ihnen noch einige Stunden Ruhe auf ihrem Bette schenken können?"[244]

Es zeigt sich: Mit der Zeit sind es nicht mehr nur Unglücksfälle oder spezifische Vorerkrankungen, die Anlass zum Zweifel nach dem Tod geben, jeder Tod im eigenen Bett wird in Zweifel gezogen; sämtliche Todeszeichen, die in ihrer Gesamtheit wohl in den seltensten Fällen zu Fehlschlüssen führen würden, bieten nun keine Sicherheit mehr, nichts kann die Ärzte überzeugen, außer die Fäulnis.[245] So entsteht die Forderung nach einem Ort, wo Ver-

---

[239] ebd., S. 150.
[240] ebd., S. 146.
[241] Rüve: *Scheintod*, S. 146f.
[242] ebd.
[243] ebd., S. 148f.
[244] Hufeland: *Der Scheintod*, S. 104.
[245] Stoessel: *Scheintod und Todesangst*, S. 32f.

storbene ähnlich ihrem Krankenbett aufgebahrt werden können, wo sie von geschultem Personal beobachtet und versorgt und wo sie vor dem Schicksal des Lebendigbegrabenwerden gerettet werden können: Die Idee des Leichenhauses ist geboren.

## Veränderungen im Bestattungswesen und Leichenhäuser

Bereits Ende des 18. Jahrhunderts werden aufgrund der Angst vor dem Lebendigbegrabenwerden Maßnahmen zur Kontrolle von Beerdigungen getroffen.[246] Schon Winslow leitet aus der Unsicherheit der Zeichen des Todes die Forderung ab, es müsse gesetzlich festgelegt werden, dass keine Beerdigung innerhalb einer Frist von zwei oder drei Tagen nach dem vermuteten Todeszeitpunkt vorgenommen werden dürfe.[247] Ab Mitte des 18. Jahrhunderts finden diese Forderungen zunehmend Umsetzung in entsprechenden Festlegungen und Verordnungen.[248] Im Wesentlichen sind zwei Bereiche von den Veränderungen betroffen: Die Festlegung des Zeitpunktes der Beerdigung und die Verlegung der Friedhöfe vor die Tore der Stadt. Bei der Phlogistontheorie wird davon ausgegangen, dass bei Umsetzungsvorgängen wie Verbrennen und Verwesung die Luft mit Phlogiston angereichert und zur sogenannten Stickluft wird, die die Lebensprozesse der Organismen hemme; die den Gräbern entweichende Luft gilt als besonders phlogistoniert.[249] Die Ausdünstungen der Toten werden zur Gefahr für die Lebenden, es muss folglich eine räumliche Trennung stattfinden, so werden die Friedhöfe an die Ortsgrenzen verbannt. Bruhier, dem Winslows geforderte Frist nicht ausreicht, da man damit nicht auf die Individualität jedes einzelnen Todesfalls eingehen könne - schließlich habe er Fälle zusammengetragen, bei denen noch nach einem Monat Scheintote wieder zum Leben erwachten - geht bei seiner Forderung nach dem Aufbahren bis zur Verwesung, wo dieser Mittelzustand nicht zeitlich begrenzt werden müsse, nicht weiter auf die Gefahr der Verwesungsdünste ein.[250] Nach ihm reiche es, Harz und Wacholder abzubrennen oder preiswertes Parfüm gegen den Verwesungsgeruch zu versprühen.[251] Der französische Arzt François Thiérry kritisiert Bruhiers Ansicht und formuliert 1787 als erster den Vorschlag von Depots für Leichen, da er das Warten auf die Verwesung als unvereinbar mit der Ansteckungsprophylaxe sehe.[252] In diesen Häusern, die zur Entlastung der Bevölkerung gedacht sind, die Toten nicht in ihren Wohnungen behalten aber auch das Risiko einer vorzeitigen Beerdigung nicht eingehen zu müssen, sollen - auch zur Stimulation der Atemorgane - stark riechende Blumen neben die Köpfe gelegt und mehrfach täglich für Frischluftdurchzug gesorgt werden, extra eingestellte Wärter sollen bei Lebenszeichen einen Medizi-

---

[246] Ariès: *Geschichte des Todes*, S. 510
[247] Cornelius Reiber: *Die Lebenswissenschaften im Leichenhaus*. in: *Untot - Undead: Verhältnisse vom Leben und Leblosigkeit*; Hrsg.: Geimer, Peter. Berlin 2003. S. 106.
[248] ebd.
[249] ebd., S. 107.
[250] ebd., S. 106f.
[251] ebd., S. 107.
[252] ebd., S. 107f.

ner herbeiholen.[253] Auch Frank beschäftigt sich in seinem vierten Band vom "System einer vollständigen medicinischen Polizey" 1788 umfassend mit Scheintod und Leichenhäusern. Auch er ist Gegner der häuslichen Aufbahrung und empfiehlt in jedem größeren Ort ein kommunales Totenhaus zu bauen und Tote dort so lange zu beobachten, bis der Tod zweifelsfrei erklärt werden kann.[254] Begeistert zeigt sich Hufeland von Franks Vorschlag und bereits 1792 eröffnet in Weimar das erste Leichenhaus, das "vitae dubiae asylum" ("Haus des zweifelhaften Lebens"), nach den Plänen Hufelands:

"Es wird solches auf dem Gottesacker gebauet, um desto näher von da zum Grabe zu haben, und enthält ein großes Zimmer, worin 8 Leichen bequem liegen können, mit Zugröhren, um immer die Luft zu erneuern, und mit Ofenröhren unter dem Fußboden, um die Wärme gleichförmig zu verbreiten, versehen; - dabey eine Stube für die Wächter, mit einem Glasfenster in der Thür, um die Leichen beständig in Augen zu haben: und eine Küche zu Bereitung der nöthigen Hülfsmittel, Bäder und dergleichen, bey wieder kehrenden Lebenszeichen.[255]

Zusätzlich werden an Füßen und Fingern Schnüre befestigt, die an einer Glocke enden, die bei der kleinsten Bewegung läuten solle.[256] Bald schon gibt es weitere in Berlin (1797), in Mainz (1803) und in München (1818).[257] Vollkommen überzeugt schreibt Hufeland:

"Wenn ich den einleuchtenden Nutzen und zugleich die Leichtigkeit und Einfalt dieser Einrichtung bedenke, so kann ich kaum zweifeln, daß sie nicht über lang oder kurz allgemein eingeführt werden, und daß nicht jeder wahre Menschenfreund sich in seinem Zirkel dafür verwenden sollte. Die heiligsten Pflichten der Menschheit, unsere Selbsterhaltung, die kindliche, elterliche, eheliche Liebe fordern uns laut auf dieses Mittel nicht zu versäumen, das einzige, wodurch wir uns und unsre Geliebten vor dem schrecklichen Schicksal, das je ein Tyrann zur Marter erfinden konnte, sichern können, das einzige, wodurch in Zukunft die Seufzer im Grabe, die schrecklichen Ankläger unserer Sorglosigkeit, zu verhüten sind. Keins von uns, ich wiederhole es nochmals, ist bey der gewöhnlichen Behandlung vor diesem Schicksal sicher [...]."[258]

Und doch, es muss schaurig gewesen sein im Inneren: Die Toten aufgebahrt als würden sie schlafen, um sie herum stark riechende Blumen, zum einen gegen den Verwesungsgestank, zum anderen um der durchaus verstörenden Szenerie ein wenig Schönheit zu verleihen - beides wohl hilflose Unterfangen - der von allen Leichen abgehende Klingelmechanismus,

---

[253] ebd., S. 108.
[254] vgl. Frank: *System einer vollständigen medicinischen Polizey*, Band IV, S. 668f.
[255] Hufeland: *Ueber die Ungewißheit des Todes*, S. 44.
[256] ebd., S. 45.
[257] Ariès: *Geschichte des Todes*, S. 511.
[258] Hufeland: *Ueber die Ungewißheit des Todes*, S. 29f.

und als wäre dies noch nicht skurril genug, sind einige Häuser für die Öffentlichkeit frei zugänglich. Ein besonderer Besucher, nämlich Mark Twain, der makabere Berichte liebt, schreibt sogar in einer Novelle über eines der Leichenhäuser.[259] Andere ausländische Besucher berichten nicht selten mit Grauen und Ekel, und auch die Einheimischen nehmen die Leichenhäuser nie wirklich an.[260] Nicht selten stehen die Häuser über lange Zeit leer. Es ist nicht überraschend, dass in all den Jahren, in denen in Deutschland an den Leichenhäusern festgehalten wird - hauptsächlich wohl wegen der ausgezeichneten Reputation, die Hufeland hier genießt - nicht ein Scheintoter wiedererweckt wird.[261] Selbst Hufeland räumt im Jahre 1822 ein, die Scheintodgefahr und damit die Notwendigkeit eines Leichenhauses etwas überspitzt gesehen zu haben.[262] Dass es schon zu Lebzeiten Hufelands um die Leichenhausbewegung nicht zum Besten steht, lässt sich auf zwei voneinander unabhängige Faktoren zurückführen: Die Finanzierung ist ein ewiger Streitfaktor und führt dazu, dass kaum ein Vorhaben zum Bau eines Leichenhauses umgesetzt wird. Zum anderen können selbst die überzeugtesten Philanthropen nicht die Augen davor verschließen, dass Leichenhäuser unwirtliche Gebäude sind, in denen es bestialisch stinkt, von Ungeziefer wimmelt und die einfachen Leute, unbeeindruckt von den Schreckgeschichten über das Lebendigbegrabenwerden, sich entschieden weigern, ihre Toten in diese zu verbringen. Außerdem werden sie von vielen Geistlichen eher als Schandfleck auf ihrem Friedhof denn als Segen empfunden.[263] Die Forderung nach dem Abwarten, bis die Verwesung einsetzt, gerät zudem mit dem Interesse der pathologischen Anatomie in Konkurrenz, die mit verwesten Leichen nichts anfangen kann.[264] Die routinemäßige Sektion jedes Leichnams wird als Mittel propagiert, medizinische Kenntnisse zu vermitteln und den Verstorbenen schlimmsten Falls einen kurzen Tod zu bringen, ihn aber vor dem Lebendigbegrabenwerden zu bewahren.[265] Trotz allen Widerstands, vor allem der unteren Stände, gewinnt dieser Vorschlag rasch an Zustimmung, bald gehört es für die Reichen gar zum guten Ton, nach dem Tode "zergliedert" zu werden,[266] und die Maßnahme findet Verankerung in einem Staatsgesetz.[267]

Mit dem Scheitern des "vitae dubiae asylum", die ein deutsches Phänomen blieben, beginnt dagegen die Karriere dessen, was fortan unter Leichenhaus oder -halle verstanden wird.[268] Gekühlte und damit vor der Zersetzung bewahrte Leichname in steriler Umgebung, was auch ganz im Sinne der Anatomie gewesen sein wird. Auch die Benutzung etwaiger

---

[259] Ariès: *Geschichte des Todes*, S. 511.
[260] Bondeson: *Lebendig begraben*, S. 124ff.
[261] ebd., S. 119ff.
[262] Reiber: *Die Lebenswissenschaften im Leichenhaus*, S. 115.
[263] Bondeson: *Lebendig begraben*, S. 119.
[264] Reiber: *Die Lebenswissenschaften im Leichenhaus*, S. 106.
[265] Stoessel: *Scheintod und Todesangst*, S. 33.
[266] Patak: *Die Angst vor dem Scheintod*, S. 65.
[267] Stoessel: *Scheintod und Todesangst*, S. 33.
[268] Reiber: *Die Lebenswissenschaften im Leichenhaus*, S. 115.

Sicherheitssärge, die zum Beispiel eine Luftzufuhr und eine Möglichkeit, sich auch im Sarg unter der Erde bemerkbar machen zu können, bieten, wird nicht flächendeckend verfolgt, zumal diese Vorrichtungen aufgrund der enormen Anschaffungskosten eh nur einer handvoll Menschen zur Verfügung gestanden haben. Bestehen bleiben jedoch die Gesetze zum Aufbahren für mindestens 24 Stunden bis zu drei Tagen und auch die Isolierung der Toten von den Lebenden, schon aufgrund der krankmachenden Verwesungsdünste. Es ist aber zu kurz gegriffen, die erlassenen Gesetze zum Schutz des Lebens rein unter ökonomischen Kalkül zu betrachten: Wie zuvor beschrieben, ist die Bedeutung des Rechts als sozialer Regulator in der frühneuzeitlichen Gesellschaft eher als gering einzuschätzen und somit kann es auch nicht effektiv vor der Gefahr des Scheintods schützen. Vielmehr sind die Gesetze, die im letzten Drittel des 18. Jahrhunderts in großer Anzahl in den verschiedenen deutschen Territorien auftauchen, Ausdruck einer Problemlage, die durch die neue Anthropologie entstanden ist und auf ein neues Verständnis von Leben und Tod sowie eine neue Form verwissenschaftlichter Staatsführung verweist.[269] Die Verrechtlichung des Todes ist somit keine die Debatte um den Scheintod auszeichnende Besonderheit.[270]

**Verschwinden der Panik und real-medizinische Aspekte des Scheintods**
Schon bald nach der Jahrhundertwende verschwindet die Aufregung der Scheintoddebatte. Bereits in der ersten Hälfte des 19. Jahrhunderts ebbt die Welle der Veröffentlichungen mit diesem Thema ab, die Gefahr des Lebendigbegrabenwerdens verliert damit an öffentlicher Präsenz.[271] In der Sekundärliteratur werden unterschiedliche Möglichkeiten diskutiert, die dieses Verschwinden zu erklären versuchen. Die von den hier zitierten Autoren ausgemachten Ursachen für die Heftigkeit der Scheintoddebatte sollen in diesem Kapitel noch einmal kurz zusammengefasst und gleichzeitig aufgezeigt und diskutiert werden, welche Ursachen sie wiederum für das Verschwinden des Themas ausmachen. Ariès stellt fest, dass die gesetzlichen Anordnungen, die er als Entgegentreten gegen die allgemeine Unruhe versteht, zu einer Zeit getroffen würden, in der bereits eine Beruhigung einsetze:

"Die Ärzte [...] [dieser] Zeit bestritten die Realität des Scheintodes, die Gefahr der vorzeitigen Beerdigung mit einer Autorität und Sicherheit, die denen ihrer Vorgänger glichen, als diese ein Jahrhundert zuvor im Gegenteil Alarm gegeben und Entsetzen verbreitet hatten. Die Umkehrung hat sich in beiden Fällen im Namen der positiven Wissenschaft gegen überalterten Aberglauben vollzogen."[272]

---

[269] Rüve: *Scheintod*, S. 134f.
[270] ebd., S. 135.
[271] ebd.
[272] Ariès: *Geschichte des Todes*, S. 511.

Weiter führt Ariès aus, dass die Ärzte im 19. Jahrhundert die Masse an scheinbaren Fakten zum Scheintod lange schon nicht mehr ernst nähmen, die Berichte als kritiklos angehäuft und zusätzlich mit dem eitlen Bedürfnis, zu schocken, weitergegeben sähen: Der Scheintod sei schlussfolgernd nunmehr ein Scheinproblem.[273]

Bondeson und Koch sind sich darin einig, dass in Seuchen- und Kriegszeiten die Kirche von der Masse an Toten überfordert ist und dadurch die Gefahr des Lebendigbegrabenwerdens seinen Weg ins Bewusstsein findet. Während Bondeson eine reale Gefahr als Ursache ausmacht, bezweifelt Koch dies entschieden, auch wenn er das "vita reducta" medizinisch theoretisch für möglich hält. Dennoch entsteht die Angst für ihn rein aus Aberglauben und erlebt eine weite Verbreitung der Fallgeschichten durch die zunehmende Alphabetisierung der Gesellschaft. Beide sehen den Grund für den Rückgang der Panik in den Gesetzen, aber vor allem in der ärztlichen Autorität und dem medizinischen Fortschritt im Ganzen: "[...] kurz die Medizin ist so weit entwickelt, daß kein Mensch in Ländern mit hohem Zivilisationsstand mehr jene Grenzzone zwischen Leben und Tod zu betreten braucht, in welcher beide kaum noch zu unterscheiden sind"[274]. Patak, der die Angst vor dem Scheintod direkt aus der Philosophie der Aufklärung ableitet und sie ideengeschichtlich interpretiert, sieht ebenfalls die sinnvolle Zusammenarbeit von Medizin und Gesetz als Anlass der Beruhigung. Neuere wissenschaftshistorische Studien bestätigen, dass Instrumente, wie zum Beispiel das Stethoskop, in der Medizin am Ende des 19. Jahrhunderts eine größere soziale Bedeutung erhalten und auch das gewachsene ärztliche Selbstbewusstsein im Zuge des Professionalisierungsprozesses gehört zu den mittlerweile gesicherten medizin- und sozialgeschichtlichen Erkenntnissen.[275] Das Argument von Bondeson, Koch und Patak trifft das Verschwinden der Angst jedoch nur teilweise, denn die Techniken der Todesfeststellung werden nicht effizienter und das Wissen über den Körper dämmt die Gefahr des Lebendigbegrabenwerden nicht real ein.[276] Medizinische Instrumente wie das Fieberthermometer versprechen größere Authentizität in der Repräsentation natürlicher Phänomene und können Beobachtungen scheinbar objektiver abbilden als das interpretierende Urteil des Gelehrten: Objektivität wird also nicht mehr in erster Linie durch das erfahrungsbasierte Experten- und Gelehrtenurteil, sondern mittels Instrumenten hergestellt.[277] Vielmehr ist das Verschwinden der Panik also als Indikator für das gewachsene Vertrauen der bürgerlichen Gesellschaft in die medizinischen Instrumente und Techniken, mithin die wissenschaftliche Medizin selbst, zu lesen.[278] Rüve erkennt, dass der Scheintod neuen gesellschaftlichen Problemlagen weicht, Ärzte sich neuen Krankheitskonzepten zuwenden und ihren Blick auf die Gesellschaft als Ganzes aus-

---

[273] ebd., S. 512.
[274] Koch: *Lebendig begraben*, S. 115.
[275] Rüve: *Scheintod*, S. 236.
[276] ebd., S. 212.
[277] ebd., S. 237.
[278] ebd.

weiten.[279] Nach Jahrzehnten der Erforschung des Todes wendet man sich jetzt dem Leben zu: Sozialmedizin und Hygienemaßnahmen, Bakteriologie und Desinfektion - dies sind nun die neuen Themenfelder der Medizin.[280] Was vorher dringlichstes Problem der oberen Schichten war, wird inzwischen dem unaufgeklärt konstruierten Volk zugeschrieben.[281] Sie stellt darüber hinaus fest, dass sich das Problemfeld des Scheintodes nicht einfach auflöst, sondern aus der breiten Öffentlichkeit verschwindet, weil es in die verschiedenen sich ausdifferenzierenden medizinischen Bereiche eingeht: Um die Fragen der Todesfeststellung und unklaren Todesursachen kümmert sich nun die Gerichtsmedizin; Erste Hilfe und Geburtshilfe müssen ausgefeilte Techniken zur Wiederbelebung entwickeln.[282]

Als weiterer Beleg dafür, dass das Verschwinden der Scheintodproblematik nicht mit den Fortschritten der medizinischen Technik und dem ärztlichen Wissen über die Todesfeststellung allein, sondern mit den Umbrüchen durch die Aufklärung - Rüve sieht einzig darin den Grund[283] - zu tun hat, zeigt die im 19. Jahrhundert neuerliche Zuschreibung zum Volksaberglauben. Zunächst kann für Geschichten um das Lebendigbegrabenwerden aus dem Fundus der Märchen und Mythen, also dem Volksgeschichtlichen zugegriffen werden, um die Mitte des 19. Jahrhunderts spricht dies die bürgerliche Gesellschaft ausdrücklich aus und erkennt eine literarisch geronnene, aufgebauschte Angst.[284] Bezeichnenderweise findet die Angst vor dem Lebendigbegrabenwerden Ende des 19. Jahrhunderts als Krankheitsbild "Taphophobie" Einzug in die Psychoanalyse, sie gerät zu einer Phobie und wird als Anzeichen einer neurotischen Zwangsstörung gedeutet, hinter der sich die Angst vor vollständiger Isolation und Alleinsein in der Welt verbirgt.[285] Bezeichnend ist der Eingang deswegen, weil es eine konzeptionelle Ähnlichkeit zwischen Psychoanalyse und Volksaberglauben gibt, die darin besteht, dass beide das Denken in Kategorien moderner Geschichtlichkeit als Grundlage benötigen: Ähnlich wie der Scheintod zum Volksaberglauben wird, also etwas Rückwärtsgewandtes und Unbewältigtes ist, sind Phobien in der Psychoanalyse auch (unverarbeitete) Relikte aus der Kindheit, Verdrängungen von ursprünglichen, am Anfang liegenden Erlebnissen.[286] Dieser Aspekt wird im folgenden Kapitel noch einmal in die Diskussion eingebunden.

Mit Rüves Argumentation zur Begründung der Angst vor dem Scheintod lässt sich demgemäß schlussfolgern, dass sich der Mentalitätsumbruch durch die Aufklärung, vor allem der Einschnitt durch die Erschütterung der heilsgeschichtlichen Erwartung und der Einzug der Geschichte, als unumkehrbar erweist und die Gesellschaft die Aufgabe bewältigen

---

[279] ebd., S. 212.
[280] ebd.
[281] Rüve: *Scheintod*, S. 212.
[282] ebd., S. 238, 272.
[283] vgl. ebd., S. 255.
[284] ebd., S. 256.
[285] ebd., S. 263.
[286] ebd.

muss, auch langfristig mit dem neuen Verständnis von Leben und Tod zurechtzukommen: Die Sicherung des irdischen Lebens stellt ein solch langfristiges Programm dar und die Panik vor dem Scheintod verschwindet.[287]

Scheintod, der ein Neologismus des ausgehenden 18. und beginnenden 19. Jahrhunderts ist,[288] gibt es in der heutigen Medizin nicht, durchaus aber das reduzierte Leben - "vita reducta", das dem klinischen Tod ähnelt. Zusätzlich lassen sich derweil alle dem Lebendigbegrabenwerden zugeschriebenen Phänomene real-medizinisch erklären. (Der Vollständigkeit halber jedoch soll nicht unerwähnt bleiben, dass lebendig begraben zu werden im Spätmittelalter zu den Todesstrafen gehörte und insbesondere für Kindsmörderinnen Anwendung fand,[289] gewisse Beobachtungen sind also durchaus auch darauf zurückzuführen. Der Anteil dessen dürfte aber verschwindend gering sein, da diese Strafe äußert selten verhangen wurde, oder den Frauen vor dem Begraben ein Pfahl durch das Herz gestoßen wurde. Was die Strafe erhöhen sollte, führte schlussendlich zur Bewahrung vor dem grausamen Erstickungstod.) Einige Beispiele und deren Ursache sollen kurz aufgezählt werden:[290] Eine auf der Seite liegende Leiche kann schräg bestattet worden sein. Grimassen, aufgerichtete Extremitäten sind Folgen von Muskelentspannung, der Leichenstarre und allmähliche Muskelkontraktion folgt. Abgenagte Gliedmaßen gibt es nicht etwa durch Eigenverzehr, sondern durch Wildschweine und dergleichen, vor allem aber durch Nagetiere, die zusätzlich für viele aus dem Sarg kommende Geräusche verantwortlich gewesen sein werden. Durch Hals oder Kehlkopf entweichendes Fäulnisgas sorgt für unheimliche Seufzer, den sogenannten Totenlaut; auch das bekannte Leichenschmatzen ist Folge dieser Gase und entsteht durch schmatzende, kleinblasige, platzende Geräusche. Es sind ebenfalls die Fäulnisgase, die eine Sarggeburt hervorrufen können, denn stark erhöhter Bauchinnendruck reicht durchaus aus, ein Kind aus der Gebärmutter auszustoßen, dies zum Teil mit einem lauten Knall. Sammeln sich Fäulnisgase im Sarg an, können sie schließlich förmlich explodieren und sind damit in der Lage, den Sarg zu sprengen. Rufe man sich nun in Erinnerung, dass die Grabtiefe zu dieser Zeit bei weitem nicht der aktuell vorgeschriebenen entspricht und auch Bestattungen in Särgen noch keinesfalls zum Standard gehören, so ist es nicht verwunderlich, dass diese Beobachtungen von Grauen erfüllte Phantasien bei den Zeugen hervorrufen.

---

[287] ebd., S. 211.
[288] Rüve: *Scheintod*, S. 37.
[289] ebd., S. 260.
[290] vgl. hierzu Bondeson: *Lebendig begraben*, S. 285ff.

## ZUSAMMENFASSUNG UND FAZIT

In der vorliegenden Arbeit wurde hergeleitet, dass sich die Form der religiösen Sinnstiftung des Todes und damit dem Ende des Lebens nicht veränderte, weil es keinen gesellschaftlichen Erklärungsbedarf mehr gab.[291] Mit Assmann und Macho wurde aufgezeigt, dass die Menschheit immer schon, unabhängig von Kultur und Zeit, einen Sinn für Leben und Tod finden musste. In der in dieser Arbeit fokussierten und auf den deutschen Raum beschränkten Zeit, nämlich die Jahrhundertwende vom 18. zum 19. Jahrhundert, erlebte Religion die Wandlung ihrer gesellschaftlichen Rolle überhaupt, etwa in Wissenschaft und Politik, was sich schließlich auch im Umgang mit dem Tod niederschlug.[292] Durch Säkularisierung und Erschütterung der heilsgeschichtlichen Erwartung sowie der Verzeitlichung wurde der Mensch von der göttlichen Autorität befreit, das Leben unterlag nun weder göttlicher Bestimmung noch Schicksal. Diese Befreiung bedeutete aber auch, dass es keinen standardisierten Umgang mehr mit dem eigenen Sterben und dem Tod gab und selbstbestimmtes Leben gefordert wurde. Durch dieses Herauslösen des Todesproblems aus übergreifenden Kosmologien und Sinnhorizonten verschärfte sich das Sinnproblem für Leben und Tod. Die Individuen hatten nun das Los, neue angebotene Sinnstiftungen anzunehmen oder eigene Sinnzuschreibung zu leisten und zu legitimieren. Religion war nun nur noch ein Deutungssystem neben anderen.[293] Dieser Wandel wurde erst durch den neuen Kenntnisstand der Aufklärung hervorgebracht, der zu einer anthropologischen Transformation führte, entstanden durch ein neues Verständnis von Leben und Tod. Die damit einhergehende Privatisierung und Individualisierung des Todes zeigte, je stärker diese Prozesse erlebt werden, umso stärker zeigt sich die Tendenz zur Dramatisierung von Tod und Sterben. Die damit aufkommende Diskussion um die Eindeutigkeit der Todeszeichen konnte ebenfalls nur durch den Wissensstand der Aufklärung geführt werden. Eine manipulative Lebensdauer eröffnete neue Perspektiven und Handlungsmöglichkeiten, umgesetzt in der Entwicklung des Rettungs- und Veränderungen im Bestattungswesen. Die Debatte um den Scheintod zeigte sich vor allem hier als Motor für den medizinischen Fortschritt, so liest sich der Vitalismus als theoretische Grundlage für Wiederbelebung und Elektrotherapie, in den Leichenhäusern gab es eine erste kontinuierliche und zentralisierte Patientenüberwachung. Die Frage nach dem Sinn des Todes trat also hinter den Kampf ums Überleben zurück. Die Aufklärung rückt nunmehr das Leben selbst in den Fokus; die moralische Lebensführung entscheidet nicht mehr über die Qualität des Lebens im Jenseits, sondern über die Lebensqualität im Jetzt und Hier, dies kostete die Menschen aber auch die tröstende Gewissheit auf ein Danach. Der Tod stellte sich nun nicht mehr als Durchgangssituation dar, sondern als potenzielles Ende allen Daseins. Auch die Zuordnung des Todes verschob sich: Sterben wird aus dem familiä-

---

[291] Rüve: *Scheintod*, S. 25.
[292] Rüve: *Scheintod*, S. 25f.
[293] ebd.

ren und vor allem religiösen Umfeld gelöst und ins Feld der Medizin übernommen. Diese Trennung von Leben und Tod im Alltag ist der Ursprung des noch heute üblichen Sterbens in Krankenhäusern und Hospizen, immer im ärztlichen Einflussbereich. Im Zuge der Entwicklung von medizinischen Instrumenten wie Stethoskop und anderen Messgeräten und der zunehmenden Akzeptanz und der Verinnerlichung des (medizinischen) Wissenstandes in der Bevölkerung, professionalisieren sich die Ärzte zunehmend und auch mit dem Abebben der Panik vor dem Scheintod behalten sie die Deutungshoheit. Auch wenn die Quellenlage etwas anderes suggeriert, ist die Angst vor Scheintod und Lebendigbegrabenwerden dem Menschen nicht immanent, sondern Teil der Professionalisierungsbestrebungen seitens der Ärzteschaft, aber vor allem Teil einer Kontingenzerfahrung unbekannten Ausmaßes und damit dramatisches Sinnbild des Mentalitätsumbruchs im 18. Jahrhundert. Somit kann Bondesons und Pataks Annahme einer Urangst im Bezug auf die Angst vor dem Scheintod nicht bestätigt werden. Die wissenschaftlichen Kenntnisse seit der frühen Neuzeit haben einen Wissensstand hervorgebracht, der ein gesellschaftliches Problem namens Scheintod überhaupt erst aufwarf. Soweit wird in dieser Arbeit die Meinung Rüves geteilt. Die Angst vor dem Scheintod kann sehr wohl als vergangen betrachtet werden, ihr lag jedoch eine tiefergehende Angst zugrunde und mit der Argumentation einer Verwissenschaftlichung des Todes und eines neuen Verständnisses von Leben und Tod kann diese zugrundeliegende Todesangst nicht grundsätzlich ausgeschlossen werden. Denn wenn das Leben zum Heil wird, dann ist auch eine Angst vor dem Verlust dessen naheliegend. Dazu blendet Rüve die emotionale und psychologische Tiefe der Menschen, die in ihrem Wesen gern zur Ambivalenz zu neigen scheinen, scheinbar immer wieder aus. Die Forderung der Aufklärung nach Vernunft lässt eigentlich keinen Aberglauben zu, und dennoch wurde in der vorliegenden Arbeit aufgezeigt, dass gerade die alten Geschichten, Mythen und eben auch Ängste in der breiten Masse des "gemeinen Volkes" ihren festen Bestand hatten. Mit dem Zusammenbruch des religiösen Sicherungssystems begann der Tod Angst einzuflößen, die nun manipulativ scheinende Lebensdauer gerät in den Fokus um sich nicht der Unabwendbarkeit der endgültigen Auflösung stellen zu müssen. Man kann also sagen, die Aufklärung wollte mit Wissen Ängste nehmen, hat aber durch Wissen erst Ängste geschaffen. Der Individualisierungsprozess war bereits soweit fortgeschritten, dass das vormalige Gemeinschaftsgefühl diese Ängste nicht mehr aufzufangen vermochte:[294] Jeder musste seinen eigenen Tod sterben,[295] mit dem Kampf gegen das Lebendigbegrabenwerden aber konnte man entscheidende Siege erringen. Es blieb jedoch nur ein vermeintlicher Aufschub. Der Tod und damit das Ende allen Seins blieb unangetastet, unbesiegbar und so war die scheinbar reale Angst vor dem Scheintod doch nur eine unbewusste Verschlüsselung der Todesangst. So urteilt auch Ariès,

---

[294] Stoessel: *Scheintod und Todesangst*, S. 3.
[295] Soeffner: *Ein Diesseits ohne Jenseits?*, S. 204.

der diese monströse Anomalie, die Panik vor dem Scheintod, zweifellos als die erste Äußerung der großen Angst vor dem Tod sieht.[296] Stoessel argumentiert zustimmend, dass das, was sich während des 18. und 19. Jahrhunderts in der spezifischen Angst vor dem Scheintod äußere, im 20. Jahrhundert in Form einer allgemeinen Klaustrophobie wiederkehre. In beiden Fällen erkenne sie Angstformen der Todesangst verbunden mit der bereits erläuterten Hoffnungskomponente: Die Vorkehrungen gegen den Scheintod stellten ein (heute belächeltes) Bemühen dar, sich gegen den Tod zu schützen; die Flucht vor dem "Käfig", dem "claustrum", sei ein gleichermaßen untauglicher Versuch, der eigenen Endlichkeit auszuweichen.[297] Es sind auf jeden Fall dieselben Gefühle der Isoliertheit, oft dazukommend das Motiv der Dunkelheit. Zum Schluss sei noch auf die bei Rüve vermisste Neigung des Menschen zur Ambivalenz eingegangen, das sich gut mit dem allgemeinen Bedürfnis nach Horrorgeschichten ab dem Ende des 18. Jahrhunderts erklären lässt. Mary Shelleys Roman "Frankenstein" (1817), die Geschichten Edgar Allan Poes (zum Beispiel "Lebendig begraben" (1844)), um nur zwei zu nennen, bilden den Höhepunkt und zeigen auf, dass sich in dem Verlangen nach Horrorgeschichten Verunsicherung ausdrückt: Dichter und Publikum versuchen, sich mit der Projektion der Angst nach Außen der darunter aufbrechenden Todesangst zu erwehren und sie zu kanalisieren.[298] Die Begeisterung für dieses Genre lässt sich aber auch schon viel einfacher erklären, nämlich mit dem Reiz am Unheimlichen, mit einer morbiden Faszination. Das anatomische Theater, bei dem vor Publikum Leichen obduziert werden, das exzessive Sammeln von Fallberichten über lebendig Begrabene, das Besuchen eines Grauen und Ekel hervorrufenden Leichenhauses: All das spricht auch für den Genuss, den die Menschen scheinbar immer schon bei eigentlich abstoßenden Dingen empfanden. So wird auch eine morbide Faszination in der Scheintoddebatte mitschwingen und indem man sich neuen Themen zuwendet, zum Beispiel nun Fragen der Hygiene, lässt auch das Interesse an dem Scheintod nach, ähnlich einer Modewelle.

In der vorliegenden Arbeit konnte demnach aufgezeigt werden, wie sich die Angst vor dem Scheintod auf dem Hintergrund einer elementaren gesellschaftlichen Veränderung als spezifische Angst im 18. Jahrhundert herausbildet. Ihr zugrunde liegt allerdings die Angst vor dem Tod an sich, dem Ende allen Seins. Die Angst vor dem Scheintod ist demnach eine Angstäußerung der Todesangst: Diese tritt zunächst als Angst vor dem Jenseits auf, dann in Form der Angst vor dem Scheintod und wird schließlich durch neue Formen der Angstäußerung abgelöst, nicht ohne Relikte zu hinterlassen, die bis heute unsere Phantasie beschäftigen.[299]

---

[296] Ariès: *Geschichte des Todes*, S. 513.
[297] Stoessel: *Scheintod und Todesangst*, S. 125.
[298] vgl. Stoessel: *Scheintod und Todesangst*, S. 61 ff.
[299] Stoessel: *Scheintod und Todesangst*, S. 2.

# LITERATURVERZEICHNIS

**Assmann, Jan:** *Der Tod als Thema der Kulturtheorie. Todesbilder und Todesriten im Alten Ägypten.* Suhrkamp Verlag, Frankfurt am Main 2000

**Ariès, Philippe:** *Geschichte des Todes.* Dtv, München 1982

**Bondeson, Jan:** *Lebendig begraben - Geschichte einer Urangst.* Hoffmann und Campe Verlag, Hamburg 2002

**Brüder Grimm:** *Kinder- und Hausmärchen.* Philipp Reclam jun. GmbH & Co. KG, Stuttgart 1980, 2010

**Creve, Carl Caspar:** *Vom Metallreize, einem neuentdeckten untrüglichen Prüfungsmittel des wahren Todes.* Leipzig und Gera 1796

**Danwerth, Otto:** *Tod und Jenseits in Europa - Ein kulturhistorischer Abriß von der Antike bis in die Gegenwart.* http://parapluie.de/archiv/sprung/tod/ (letzter Aufruf 09. März 2014, 19:13 Uhr)

**Descartes, René:** *Meditationes de Prima Philosophia / Meditationen über die Erste Philosophie.* Reclam, Stuttgart 1986

**Descartes, René:** *Tractat von den Leidenschaften der Seele.* Frankfurt und Leipzig 1723

**Frank, Johann Peter:** *System einer vollständigen medicinischen Polizey. Vierter Band.* Wien 1790

**Frank, Johann Peter:** *System einer vollständigen medicinischen Polizey. Fünfter Band.* Tübingen 1813

**Groß, Dominik / Schäfer, Gereon:** *Die klinische Sektion und ihre gesellschaftliche Wahrnehmung. Die medizinhistorische Perspektive.* in: Tod und toter Körper: Der Umgang mit dem Tod und der menschlichen Leiche am Beispiel der klinischen Obduktion; Hrsg.: Dominik Groß. Kassel Univ. Press, Kassel 2007

**Hufeland, Christoph Wilhelm von:** *Die Kunst das menschliche Leben zu verlängern.* Frankfurt und Leipzig 1798

**Hufeland, Christoph Wilhelm von:** *Der Scheintod, oder Sammlung der wichtigsten Thatsachen und Bemerkungen darüber, in alphabetischer Ordnung.* Berlin 1808

**Hufeland, Christoph Wilhelm von:** *Ueber die Ungewißheit des Todes und das einzige untrügliche Mittel sich von seiner Wirklichkeit zu überzeugen, und das Lebendigbegraben unmöglich zu machen nebst der Nachricht von der Errichtung eines Leichenhauses in Weimar.* Weimar 1791

**Koch, Tankred:** *Lebendig begraben.* Tosa Verlag, Wien 2002

**Macho, Thomas / Marek, Kristin (Hrsg.):** *Die neue Sichtbarkeit des Todes.* Wilhelm Fink Verlag, München 2007

**Patak, Martin:** *Die Angst vor dem Scheintod in der 2. Hälfte des 18. Jahrhunderts.* Juris Druck + Verlag Zürich, Zürich 1967

**Platon:** *Politeia (Der Staat), Zehntes Buch.* Übersetzung: Wilhelm Siegmund Teuffel und Wilhelm Wiegand, eBook

**Precht, Richard David:** *Rätsel Mensch - Von René Descartes bis Robert Koch: Eine kleine Geschichte der Medizin.*
in: Die Geburt der modernen Medizin: Wie Europas Heilkunst ein neues Bild vom Menschen entwarf; DIE ZEIT Geschichte Nr. 2/08

**Reiber, Cornelius:** *Die Lebenswissenschaften im Leichenhaus.*
in: Untot - Undead: Verhältnisse vom Leben und Leblosigkeit; Hrsg.: Geimer, Peter. Berlin 2003

**Rüve, Gerlind:** *Scheintod - Zur kulturellen Bedeutung der Schwelle zwischen Leben und Tod um 1800.* transcript Verlag, Bielefeld 2008

**Schott, Heinz:** *Der Leichnam in medizinhistorischer Sicht.*
in: Tod und toter Körper: Der Umgang mit dem Tod und der menschlichen Leiche am Beispiel der klinischen Obduktion; Hrsg.: Dominik Groß. Kassel Univ. Press, Kassel 2007

**Soeffner, Hans-Georg:** *Ein Diesseits ohne Jenseits? Vom "Sinn" des Todes und dem Weg zu einer Gesellschaft ohne Jenseitsvorstellungen.*
in: Tod und toter Körper: Der Umgang mit dem Tod und der menschlichen Leiche am Beispiel der klinischen Obduktion; Hrsg.: Dominik Groß. Kassel Univ. Press, Kassel 2007

**Staas, Christian:** *Das entzauberte Herz - Wie William Harvey den Blutkreislauf entdeckte.*
in: Die Geburt der modernen Medizin: Wie Europas Heilkunst ein neues Bild vom Menschen entwarf; DIE ZEIT Geschichte Nr. 2/08

**Stadler, Michael:** *Renaissance: Weltseele und Kosmos, Seele und Körper.*
in: Die Seele: ihre Geschichte im Abendland; Hrsg.: Gerd Jüttemann / Michael Sonntag / Christoph Wulf. Vandenhoeck & Ruprecht GmbH & Co. KG, Göttingen 2005

**Stoessel, Ingrid:** *Scheintod und Todesangst - Äußerungsformen der Angst in ihren geschichtlichen Wandlungen (17. - 20. Jahrhundert).* Köln 1983

**Struve, Christian August:** *Der Lebensprüfer, oder Anwendung des von mir erfundenen Galvanodesmus zur Bestimmung des wahren von dem Scheintode, um Lebendigbegraben zu verhüten.* Hannover 1805